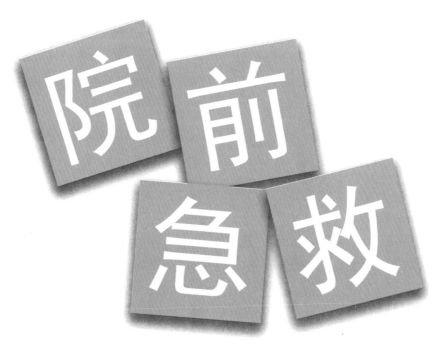

# 院前急救

## 普及读物

陈凯荣　编著

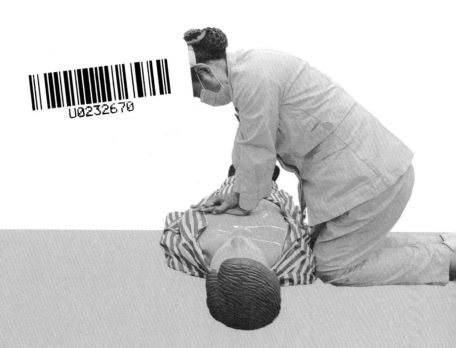

U0232670

山西出版传媒集团
山西科学技术出版社

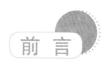

前 言

　　院前急救是指对遭受各种危及生命的急症、创伤、中毒、灾难事故等病人在到达医院之前由医护人员或目击者在现场进行的紧急救护，包括现场紧急处理和监护转运至医院的过程。

　　院前急救往往在第一时间缺少专业的医护人员，这就需要广大的非专业人员学习、了解一些基本的急救常识，在第一时间对病人施救，为抢救病人争取宝贵的时间。

　　很多急危重症或意外伤害现场第一时间对病人进行处置至关重要。不管是缺乏急救常识，未在第一时间对急危重症病人进行现场处置，还是对急救一知半解，现场对急危重症病人处置不当，都会增加病人的痛苦，甚至危及病人生命。这方面的教训太多了。如某小儿发生呼吸道异物后，家长未做任何现场急救，只知道送医院，贻误了抢救时间，导致患儿死亡；某病人被电击伤后心脏骤停，现场人员未给病人进行现场心肺复苏，只顾呼叫120急救电话，使病人失去了抢救的黄金时间。再如车祸导致某病人腘动脉破裂，现场人员未进行合理的止血，导致病人休克，增加了后续治疗的难度和费用；某中毒病人未做现场催吐，毒物吸收过多，导致中毒加深……这些都是我在执业生涯中遇到过的。当然更多的是一些小的伤害，现场没有进行合理的处置，加大了后续处置的难度。如烧伤，由于现在的衣服多为化纤品，受热后与皮肤粘连，现场人员不知道用凉水降温冲洗，强行为病人脱衣服，造成了二次伤害；还有的病人，自己把所有的水泡全部剪破，或剥去了表皮……

太多的教训提醒我们应该给广大群众介绍一些简单的急救知识。基于这个想法，我编写了《院前急救普及读物》这本书。

《院前急救普及读物》共有 5 章，主要介绍非医学专业人员需要学习、了解的急救常识。

《院前急救普及读物》对专业的诊断、治疗叙述很少，不增加读者的难度，专业的事交给专业的人，尽量做到通俗易懂。

由于编者的水平和临床经验有限，不妥之处在所难免，敬请广大读者谅解，并请有识之士提出宝贵意见，使本书日臻完善。

陈凯荣

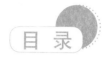

目　录

## 第一章　急救的基本技能

有病找医生，这没有错。但在现实生活中，面对有些急危重症的病人，医生无法在第一时间到达现场，这就需要我们在病人发病的第一时间进行处理，因此每个人都需要学习基本的医学常识，掌握一定的急救基本技能。本章把急救的基本技能介绍给各位读者，这些急救的基本技能也是后面章节中需要了解的技能。

### 第一节　心肺复苏

心肺复苏是所有急危重症现场抢救的基本功，适用于所有心搏骤停、呼吸停止的病人。心搏停止的最初 4 分钟称为抢救生命的黄金 4 分钟（因为 4 分钟后可以造成脑和其他人体重要器官组织的不可逆的损害），如果在这 4 分钟内能给予正确的心肺复苏操作，是可以挽救部分病人的生命的！特别是没有基础疾病，发生意外的病人，成功的机会更大，如电击伤、溺水、过敏性休克引起心搏、呼吸停止等。

### 一、适用范围

所有心搏、呼吸停止的病人。

### 二、操作方法

（一）评估判断

轻拍病人肩膀，呼叫病人："你怎么啦？"（见图 1）

判断病人有无呼吸、心搏（面部靠近病人鼻孔感受有无气流出入，用手触摸病人颈部脉搏感受有无搏动。见图2），判断时间应小于10秒。

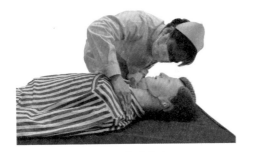 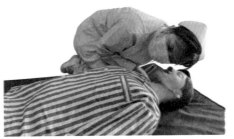

图1　呼叫病人　　　　　　　　图2　判断病人有无呼吸、心搏

（二）呼救

喊人过来帮忙（见图3）；第一时间拨打120急救电话（见图4）。

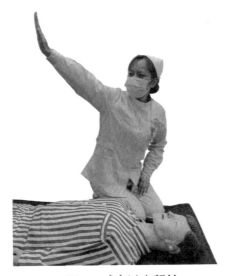 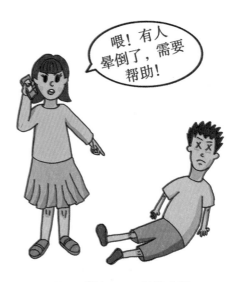

喂！有人晕倒了，需要帮助！

图3　喊人过来帮忙　　　　　　图4　拨打120急救电话

（三）复苏体位

为病人去枕，使病人平卧，为病人解开衣服（见图5）。

注意：步骤（二）与步骤（三）是同时进行的。

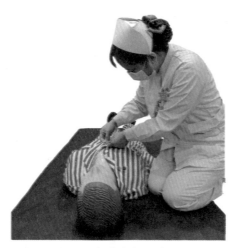

图 5　为病人解开衣服

（四）胸外按压

定位：胸部正中，两乳连线水平。

方法：两手重叠，十指交叉相扣，用掌根接触病人胸部，上臂垂直，以髋关节为支点，垂直向下用力按压（见图 6）。

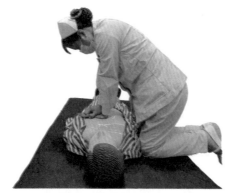

图 6　胸外按压

深度：成人按压深度 5 厘米，1 岁以内小儿按压深度为 2 厘米，1 ~ 8 岁儿童按压深度为 3 厘米。

频率：100 ~ 120 次 / 分，约 2 次 / 秒，按压 30 次。

在每次按压后必须使压力完全消除，使胸廓恢复到正常位置。心脏按压与放松时间相等，各占50%，也就是1∶1。

（五）开放气道

清除病人气道异物、分泌物，取出义齿等。首选仰头抬颏法：使下颌角与耳垂的连线与地面垂直（见图7）。

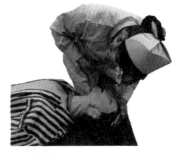

图7　开放气道

（六）人工呼吸

捏鼻、包口、吹气、放手，连续2次。即手捏病人鼻子、口对口、吹气、放手，紧接着重复1次。

按压30次，人工呼吸2次（见图8）。

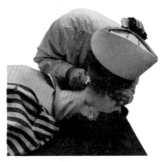

图8　人工呼吸

（七）除颤

在急救过程中，如果现场有除颤仪，尽可能使用除颤仪为病人除颤。除颤进行得越早越好。

## 三、成功的指征与可能的并发症

（一）心肺复苏成功的指征

病人颈动脉有搏动；收缩压在60毫米汞柱以上；瞳孔由大缩小为正常；瞳孔对光反射恢复；口唇指甲由紫绀变红润；自主呼吸恢复。

（二）心肺复苏可能的并发症

胸肋骨骨折、气血胸、脏器损伤、食物反流等。

## 第二节　催吐

通过各种方法，引起呕吐，吐出胃内容物的方法叫催吐。

### 一、适用范围

凡是发现有人因误服农药、食物中毒、饮酒过量等发生有毒物质进入胃肠的情况，现场人员都可以在第一时间用催吐的方法对病人进行急救。第一时间催吐的效果优于洗胃的效果。

### 二、操作方法

（一）刺激咽喉催吐法

刺激咽喉催吐法，即用软管、筷子、勺子、手指、洁净的羽毛等刺激病人咽后壁，促使病人吐出毒物的方法（见图9）。根据情况可以在第一次催吐后，让病人喝入凉开水、牛奶等液体后再次催吐。刺激咽喉催吐法是最方便、最快速、最简单的催吐方法。

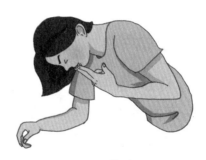

图9　催吐

（二）瓜蒂散催吐法

瓜蒂散催吐法是中医的传统催吐方法。瓜蒂指的是甜瓜蒂。瓜蒂特别苦，还有一定的毒性。用瓜蒂、赤小豆各等分研细末，每次2克，用100毫升的温开水冲服。如果病人药后未吐，可以结合使用刺激咽喉催吐法。

（三）其他药物催吐法

其他药物催吐法需要到医院进行，这里不做赘述。

提醒：农村老一辈人中常用人尿、大便等污物给农药中毒的人催吐，现在不提倡。

# 第三节　止血

意外伤害事故造成的病人出血，特别是伤及较大动脉导致的出血，对病人伤害较大，可危及病人生命，现场及时为病人止血非常必要。现将常用的有效止血方法介绍如下：

## 一、手指压迫止血法

（一）适用范围

头面部、四肢急性出血的临时止血。

（二）操作方法

手指压迫止血法是最方便、最快速的止血方法，缺点是不能持久。

创伤最初，用手指、手掌或拳头压迫出血区域近心侧动脉干，并把这个动脉压向骨骼，阻断血液供应，达到临时性控制出血目的的止血法就叫手指压迫止血法。

手指压迫止血法适合操作的头面部动脉有颞浅动脉、枕动脉、面动脉、上颌动脉、颈总动脉等，上肢动脉有肱动脉、尺动脉、桡动脉等（见图10）；下肢动脉有股动脉、腘动脉、胫前动脉、胫

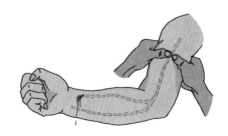

图10　上肢的手指压迫止血法

后动脉、足背动脉等。这些动脉看起来复杂，只要有心，平时在自己身上多摸一摸，就能了解它们的位置。

这里提醒大家，压迫颈总动脉只有紧急情况才可以使用，而且只允许压迫一侧，绝对禁止同时压迫两侧，以免引起脑缺血。

## 二、加压包扎止血法

### （一）适用范围

主要适合除颈部外全身其他部位的小动脉、静脉或毛细血管的出血。伤口内有碎骨片时，禁用此法，以免加重损伤。

### （二）操作方法

以纱布（最好是无菌纱布）十余层覆盖伤口，再用干净的布或毛巾等物品折叠成相应大小垫压在纱布外面，最后用纱布或绷带、布片、三角巾加压包裹，松紧度以停止出血为度。

## 三、止血带止血法

### （一）适用范围

四肢远端较大的动脉出血。

### （二）操作方法

止血带止血法多见于下面3种：

1. 气压止血带止血法：医院有专业的气压止血带。现场在没有专业的气压止血带的情况下，上肢出血可以用血压计袖带代替，通过充气压迫，达到止血的目的。充气压力标准是看到肢体远端出血恰好停止为度，一般成人上肢动脉出血的充气压力为250 ~ 300毫米汞柱，因人而异。成人下肢不能使用。

血压计多种多样，如表式血压计（见图11）、汞柱式血压计（见图12）、电子血压计等。选择哪种血压计的袖带止血效果好呢？一般来说，表式血压计袖带止血法效果最好；汞柱式血压计袖带止血法可以用，但受位置影响效果不稳定；电子血压计袖带不能用于止血。

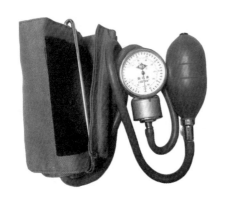

图 11　表式血压计

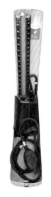

图 12　汞柱式血压计

2. 止血带止血法：把弹性好的橡皮管或听诊器胶管作为止血带，在肢体的合适部位结扎，也可以达到止血目的。操作方法是：在准备结扎止血带的部位加衬垫，抬高患肢，以左手拇指和食、中指拿好止血带的一端，另一手拉紧止血带围绕肢体缠绕1周，压住止血带的一端，然后再缠绕第2周，并将止血带末端穿过缠紧的止血带，固定好即可。还可将止血带的末端插入结中，拉紧止血带的另一端，使之更加牢固（见图13）。

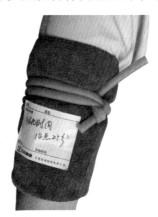

图 13　止血带止血法

注意：与平时静脉输液扎止血带方法不一样，静脉输液扎止血带仅仅阻断的是静脉血，对动脉出血没有任何作用，相反还会加剧动脉出血，所以止血带止血要快而狠（紧）。

3.绞紧止血法：在紧急情况下，现场一般没有止血带，可以用布带或直径 0.5 ～ 1 厘米的软绳等代替。由于这些"绳子"没有弹性，可以用下面的方法进行操作：在准备结扎止血带的部位先用毛巾、软布等垫好，接着用绳子捆紧，在绳子下同时捆一根木棍（如筷子、铅笔等），最后旋转收紧绳子，也可以通过反方向旋转放松压迫。绳子的松紧以刚刚看到伤口出血基本停止为度。这个时候一定要记录上止血带的时间！止血带扎好后，30 分钟到 1 小时须放松 1 次。一般来说，止血带的捆扎时间为：上肢 30 分钟，下肢 1 小时。放松后如果伤口出血停止，不必再收紧止血带；放松后如果伤口还有大出血，用手指压迫止血法压迫 3 ～ 5 分钟，再次收紧止血带。第二次收紧止血带保持的时间应比第一次短，同时密切观察肢端颜色和温度，如果出现紫绀或温度下降，要立即放松止血带（见图 14）！

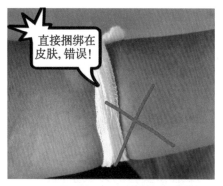

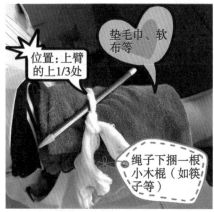

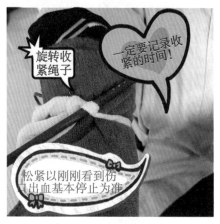

**图 14 绞紧止血法**

注意：止血带不能直接捆绑在皮肤上。上肢的结扎部位是上臂的上 1/3 处，避免损伤桡神经；下肢的结扎部位是大腿的中上 1/3 处。在实际抢救伤员的时候，往往把止血带结扎在靠近伤口处的健康部位，有利于最大限度地保存肢体。

止血带使用时间过长，可以引起肢体缺血坏死，一定要高度重视！

提醒大家一点：如果头部受伤，耳道、鼻腔等发生出血现象，不要用填塞的方法止血，因为有可能是颅底骨折，采取填塞的方法止血会增加病人的风险。除非能确诊病人就是单纯的耳道、鼻腔外伤，才可以采取压迫和填塞的方法止血。

附：民间止血土办法的利与弊

小伤口，尤其是出血不严重的浅表伤口，民间有很多止血方法。

临床上总能看到外用了很多药粉、药膏后再送医院的病人，这些病人采取的止血土办法常见的有：

1.棉花炭黑止血法：即将新棉花团成球状，压实，用镊子夹紧（也可用筷子夹紧）后点燃，让棉球燃烧后形成炭黑（活性炭），趁热将炭黑按在伤口上并进行包扎。这种办法可以很快止血。小血管在活性炭的作用及热刺激下会立即收缩，起到收敛止血及消毒杀菌的作用。对于小伤口，在没有现代消毒剂、缝合设备和技术的条件下，这是一个很不错的办法。我小时候的伤口奶奶经常这样干。

2.药粉外用止血法：我在门诊上见得最多的病人是外用云南白药后包扎送医的，还有部分病人是外用抗菌药粉后包扎送医的。

3.不知成分的"止血"药止血法：临床上还能看到，有些病人是用自制的不知成分的"止血"药外敷或用治疗外伤的膏散剂外敷后包扎送医的。

我对民间止血土办法的评价如下：

1.对较浅的、不大的伤口，特别是擦伤，不需要清创缝合的伤口使用民间土办法止血问题不大。

2.对新鲜的、较大的、较深的伤口，甚至伤及肌腱、血管、神经，需要缝合的伤口，这种方法不可取。因为一些不溶的中药颗粒进入伤口后会成为异物，给后续医生的处理带来困难，延长了手术时间，明显增加了感染风险。

3.陈旧的或已经感染的伤口，或经久不愈合的伤口，可以选择中药制剂外用。

## 第四节　包扎

包扎除了能起到现场止血的作用外，还能起到减少感染、保护伤口、减少疼痛及稳定骨折的作用。包扎对操作人员的技术要求相对较高，非专业人员从伤情判断到操作都有一定的难度。下面仅仅介绍包扎原则和简单的方法，供大家参考。

包扎常用的材料是纱布、绷带和三角巾。在事故现场不具备的情况下，可以用布条、毛巾、衣服代替。

提醒：不要使用过脏的布条、毛巾、衣服包扎！

### 一、四肢的包扎

（一）适用范围

四肢的各种伤口、出血。

（二）操作方法

有绷带的情况下，一般用环形包扎（缠圈）、螺旋反折包扎（粗细不一致部位）、"8"字形包扎（关节部位）等方法。如果用布条、毛巾、衣服代替则一般使用环形包扎。包扎前伤口上最好垫上消毒纱布，现场没有可以用干净的棉布、毛巾折叠垫在伤口外面，再包扎。

## 二、胸部伤口的包扎

（一）适用范围

胸部伤口。

胸部伤口无论是否与胸腔相通，都应该用清洁的敷料封闭伤口，包扎固定。

（二）操作方法

一般选用三角巾（可以用衣服、棉布、围脖等代替）进行胸部包扎。胸部包扎松紧度应以不影响呼吸为准。对于开放性气胸，三角巾胸部包扎法可以将开放性气胸立即变为闭合性气胸，赢得挽救生命的时间。

## 三、腹部伤口的包扎

（一）适用范围

腹部伤口。

（二）操作方法

腹部伤口如果没有肠管等脏器外露，现场一般只需进行简单的覆盖，无须包扎，立即送医院，或拨打120急救电话求救。如果有肠管外露，不要试图还纳，可以用干净的碗把肠管或大网膜完全盖住，再把碗包扎固定在腹部。在没有碗的情况下，在肠管或大网膜周围用纱布（现场没有纱布时，也可以用干净的布、毛巾代替）围实，再覆盖肠管，防止挤压肠管。

## 四、开放性骨折伤口的包扎

（一）适用范围

骨折断端骨质外露。

（二）操作方法

不要把外露的骨头试图复位。复位容易把细菌、异物带入；复位时尖锐的骨折端可能会刺破血管、神经；复位会影响后续医生的判断和治疗。现场处理时应尽可能保持骨折原位，在伤口外面覆盖干净的纱布或棉布等，轻轻包扎，立即送医，或拨打120急救电话求救。

## ■ 第五节　骨折的固定与搬运

### 一、上肢骨折

（一）适用范围

肱骨（上臂）骨折、尺桡骨（前臂）骨折。

（二）操作方法

肱骨（上臂）骨折可与上半身固定在一起，外侧可以加木板或木棍固定。尺桡骨（前臂）骨折可用书包、书本固定，用三角巾将前臂屈曲悬吊于胸前（见图15）。上肢骨折的病人在没有其他外伤的情况下，可以采取坐位运送至医院。

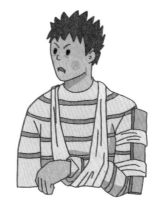

图 15　上肢骨折

### 二、下肢骨折

（一）适用范围

大腿部股骨骨折、小腿部胫腓骨骨折、足部跟骨及跗骨骨折。

（二）操作方法

骨折下肢可与健侧下肢固定在一起，也可以在患肢外侧加木板或木棍固定。

病人可平躺在硬板或担架上直接搬运，有条件者可以将病人放在硬板或担架上后再抬上车进行搬运。

## 三、颈椎骨折的固定

（一）适用范围

外伤后颈部疼痛、活动障碍，甚至出现手足麻木、抽痛等情况。

（二）操作方法

考虑有颈椎骨折的病人，非专业人员尽量不要移动伤员，病人自己也不要动，一定要防止颈部左右转动。病人可以轻度地后仰，不能前曲，尽量保持稳定。

在不活动颈部的情况下，可以在病人颈部两侧各放置一个枕头，或者用床单、衣物塞紧颈部两侧，这样可以起到固定的作用，避免颈椎活动。现场人员应及时拨打 120 急救电话，等候救援。

专业人员可以用颈托等固定好病人颈部再进行搬运。

搬运脊柱骨折病人的原则是：病人的整个脊柱不能弯曲、旋转。搬运脊柱骨折病人时，至少需要 3 人辅助，辅助者需要步调一致，将病人搬运到木板或担架上。

最后特别提醒大家：所有的创伤，无论伤口大小都要打破伤风抗毒素（见图16）。

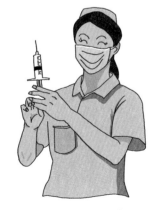

图 16　打破伤风抗毒素

# 第二章　物理及化学因素所致疾病的急救

## 第一节　电击伤

电击伤，俗称触电（见图17），是指一定量的电流或电能量通过人体，造成人体不同程度的组织损伤和功能障碍，严重者发生心搏和呼吸骤停的一类急症。

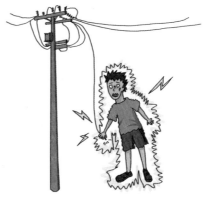

图 17　触电

### 一、临床表现

因触电时间长短、电源出入口部位不同，以及接触的电压高低、电流强弱不同，电击伤病人的临床表现多种多样。

（一）全身表现

轻度电击伤，触电者可出现惊恐、心慌、面色苍白、呼吸困难、头晕、乏力、心律失常等症状；重度电击伤，触电者可出现昏迷、抽搐、休克、呼吸暂停（假死状态）、心室纤颤等症状，如果不及时抢救，可立即死亡。

（二）局部表现

触电者在电源出入口有电灼伤，组织焦化、碳化等表现。

（三）并发症

如果电击后，触电者从高处跌落，可引起触电者的头颅、胸腰椎、胸部或四肢骨折。

## 二、急救要点

（一）让触电者脱离触电环境

发现有人触电后，应立即关闭电源开关，切断电源。若无法及时断开电源，可用干木棒、皮带、橡胶制品等绝缘物品挑开触电者身上的带电物品（见图18）。注意：施救者一定要防止自己触电。

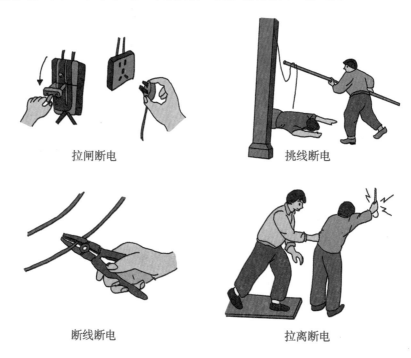

拉闸断电　　　　　　　　挑线断电

断线断电　　　　　　　　拉离断电

图18　让触电者脱离触电环境

（二）报警

立即拨打120急救电话。

（三）施救

1.判断病情。在触电者脱离电源后，施救者应立即对病人病情进行判断，包括呼吸是否困难、心率和心律是否正常、有无并发的外伤等。

2.心肺复苏。如病人呼吸、心搏停止，应立即对触电者进行心肺复苏抢救。如触电者没有复苏，应坚持不懈进行，直到救护人员到来为止。

3.减轻损伤。脱掉或剪掉烧焦的衣服、皮带、鞋等，减轻病人热损伤。

4.就地休息。神志仍清醒的触电者应就地休息，以减轻心脏负担，静等救护人员到来。

5.避免伤害。考虑触电者有脊柱外伤时，不要随意搬动病人。

### 三、预防

（一）预防措施

1.不私拉乱接电线，特别是临时用电，接线一定要规范。

2.远离电线，特别是裸线。

3.定时排查电线，对老旧电线、插座一定要及时更换。

（二）典型案例

某单位一名职工需要临时维修电路，在没有通知其他人的情况下，关闭电闸，并在没有做任何绝缘防护的情况下进行接线操作。单位另外一名职工，发现电闸掉了，便顺手合闸送电，结果造成触电事故发生。

正确的做法是：需要维修电路时，在关闭电闸前，维修人员一定要事先通知大家关闭电闸的时间、原因等，并在电闸处安排人员守护，或在电闸盒上醒目地写明关闭电闸的时间、原因等。

## 第二节 烧伤

热力引起的组织损害叫烧伤（或烧烫伤）。具有相同功能的细胞集合在一起形成的细胞团叫组织，本节所说的组织主要指皮肤，严重烧伤者可以伤及皮下组织，甚至肌肉、骨骼、内脏。常见的热源有热水、热油、热汤、火焰、高温蒸汽、热金属、燃烧的汽油或火药等。

## 一、临床表现

（一）根据烧伤组织的层次（深浅）划分烧伤级别

根据烧伤组织的层次（深浅）我们将烧伤分为 5 个级别：Ⅰ度、浅Ⅱ度、深Ⅱ度、Ⅲ度、Ⅳ度。

1. Ⅰ度：烧伤仅在表皮，临床表现为局部红肿，没有水泡，病人有疼痛和烧灼感，3 ~ 5 天可自愈。

2. Ⅱ度：烧伤深达真皮层，临床表现为红肿水泡。浅Ⅱ度烧伤，水泡饱满、大，破裂后渗出较多，病人疼痛剧烈；深Ⅱ度烧伤，水泡小，病人感觉迟钝，反而没有浅Ⅱ度烧伤疼痛剧烈。

3. Ⅲ度：烧伤深达皮肤全层，临床表现为皮肤坏死、脱水，可形成焦痂，病人痛觉消失。

4. Ⅳ度：烧伤深达肌肉、骨骼和内脏，临床除Ⅲ度烧伤表现外，病人还可能伴有休克等表现。

（二）根据烧伤的严重性划分烧伤级别

根据烧伤的严重性我们将烧伤分为 4 个级别：轻度、中度、重度、特重。

1. 轻度：Ⅱ度烧伤面积小于 9%。

2. 中度：Ⅱ度烧伤面积 10% ~ 29%，或Ⅲ度烧伤面积不足 10%。

3. 重度：烧伤总面积 30% ~ 49%，或Ⅲ度烧伤面积 10% ~ 19%，或Ⅱ度、Ⅲ度烧伤面积虽然达不到上述标准，但已经发生休克或呼吸道烧伤。

4. 特重：烧伤总面积达 50%，或Ⅲ度烧伤面积达 20%，有严重并发症。

## 二、急救要点

发现有人烧伤后，应立即对烧伤者进行处理，通常采取以下步骤（烧伤急救五步法）进行处理：冲、脱、泡、盖、送（见图 19）。

（一）冲

立即脱离热源，用流动的冷水冲洗烧伤面，降低创面温度，减轻高温渗透所造成的组织损伤。冲得时间越早越好，一般冲洗 10 ~ 20 分钟。

（二）脱

皮肤降温后，应小心地为烧伤病人脱掉烧伤表面的衣服，必要时可以用剪刀剪开衣服，但要保留粘住创面的部分。切记不可强行撕脱衣服，同时尽量避免将水泡弄破，以免造成新的伤害。

（三）泡

对于疼痛明显者，烧伤部位可持续浸泡在冷水中 10 ~ 30 分钟，目的是缓解疼痛。

（四）盖

使用干净、无菌的纱布或棉质的布品覆盖伤口，并加以固定。对于面部烧伤者，宜采用坐姿或半卧姿，将清洁、无菌的纱布在口、鼻、眼、耳等部位剪洞后盖在面部。

（五）送

立即送医就诊，寻求医生的救助。

1. I 度烧伤可在家处理。可外用京万红等烧伤膏或獾油、鸡油等黄色动物油，也可以外用民间有效的烧伤膏。

2. II 度烧伤原则上送医院处理。小面积的 II 度烧伤也可以门诊处理，民间中医也有不错的方法。

3. Ⅲ度以上烧伤、大面积的Ⅱ度烧伤必须去医院处理。这类烧伤处理不当容易造成残疾，甚至危及生命。大面积的Ⅱ度、Ⅲ度烧伤容易引起严重的感染和水电解质紊乱，所以出现这些情况必须去正规医院治疗，千万不要迷信民间土办法！

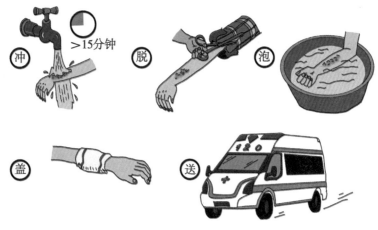

>15分钟 冲 脱 泡

盖 送

**图19 烧伤急救五步法**

**三、禁忌**

（一）严禁涂抹红药水

烧伤后医生会根据皮肤的颜色和质地来判断烧伤的深度和面积，以确定下一步治疗方案。如果在烧伤的皮肤上涂抹使用红药水、紫药水等，这些药水会将烧伤的皮肤染色，医生就很难判断烧伤的程度了。

（二）严禁粘贴创可贴

创可贴是用来处理小创口外伤的，如果用于烧伤伤口，使用过程中会把受损表皮或刚生长的新鲜组织撕裂，加深创伤。同时，烧伤后周围组织会出现肿胀，创可贴粘得太紧，会造成血运不畅，出现更严重损伤。

（三）严禁外敷牙膏

外敷在伤口上面的牙膏没有经过严格的杀菌，很不卫生，有可能滋生细菌。其他一些不对症的药膏也会对伤口起到副作用，使创面更容易受到感染。

（四）完整的水泡不要有意挑破

水泡挑破后细菌易于入里感染，影响伤口愈合。

## 四、预防

（一）预防儿童烧伤

开水、热汤等要放到儿童够不到的地方（见图20）。

（二）预防在灶台周围烧伤

不要抱着孩子做饭；不要穿宽松的衣服做饭；油锅加热后人不能离开灶台等。

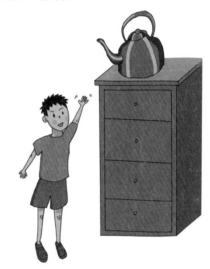

**图20 预防儿童烧伤**

（三）不要使用塑料桶装汽油、柴油

用塑料桶装汽油、柴油易发生燃烧或爆炸，即使这些塑料桶被废弃了也要远离火源。装过汽油、柴油等易爆易燃品的容器破口后不允许用土法热补，以免发生爆炸和烧伤。

（四）完善家庭消防措施

特别是厨房等地方。

（五）电器使用要规范

使用电热毯、电熨斗、电暖气等电器时操作一定要规范，不用时应及时断开电源。

## 第三节　一氧化碳中毒

一氧化碳中毒，俗称煤气中毒（见图21）。一氧化碳是含碳物质不完全燃烧的产物。一氧化碳极易与人体内的血红蛋白结合，比氧气与血红蛋白的亲和力高得多，很容易形成碳氧血红蛋白，使血红蛋白丧失携氧的能力，造成机体缺氧，

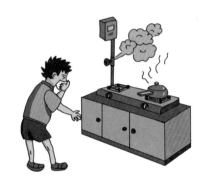

图 21　一氧化碳中毒

导致以神经系统为主的多系统功能损害，严重者可导致死亡。

### 一、临床表现

一氧化碳中毒者必然处于有产生一氧化碳的环境中。根据一氧化碳中毒的程度，我们将一氧化碳中毒分为轻度、中度、重度。

（一）轻度：轻度一氧化碳中毒的病人会有头晕、头痛、四肢无力、心悸、恶心、呕吐及视力模糊等脑缺氧临床表现。轻度一氧化碳中毒的病人脱离一氧化碳环境，吸入新鲜空气后，临床表现会迅速消失，一般不留后遗症。

（二）中度：在轻度一氧化碳中毒的基础上病人出现意识模糊、困倦乏力、面色潮红、多汗、走路不稳、对光反射和角膜反射迟钝等临床表现。中度一氧化碳中毒的病人如能抢救及时，可迅速清醒，数天内就能完全恢复，一般不留后遗症。

（三）重度：重度一氧化碳中毒的病人处于深昏迷甚至呈尸厥状

态，皮肤呈樱桃红色，呼吸及脉搏加快，大小便失禁，四肢厥冷，四肢张力增强，各种反射消失，血压下降，可伴有高热和阵发性或强直性痉挛。重度一氧化碳中毒的病人多有脑水肿、肺水肿、心肌损害、心律失常和呼吸抑制，可造成死亡。重度一氧化碳中毒的病人昏迷时间越长，预后越差，常留有痴呆、记忆力和理解力减退、肢体瘫痪等后遗症。

还有两种情况应引起我们高度重视：

（一）一氧化碳慢性中毒：病人长期接触低浓度一氧化碳，可有头痛、眩晕、记忆力减退、注意力不集中、心悸等临床表现。

（二）急性一氧化碳中毒后迟发脑病：部分急性一氧化碳中毒病人于昏迷苏醒后，经 2～30 天的假愈期，会再度昏迷，并出现痴呆木僵型精神病、震颤麻痹综合征、感觉运动障碍或周围神经病等精神神经迟发症，即急性一氧化碳中毒迟发脑病。

## 二、急救要点

（一）自救

发现自己一氧化碳中毒后，应立即想方设法脱离一氧化碳中毒现场，呼吸新鲜空气，并呼叫他人速来帮助。

（二）他救

1. 发现他人一氧化碳中毒后，应立即打开窗户通风（见图 22），并尽快将病人抬离一氧化碳中毒现场，松解病人衣扣，使病人呼吸通畅并保暖（注意：不是民间常用的抬出来"冻一冻"）。

2. 遇有呕吐病人，应使病

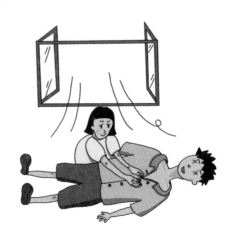

**图 22　开窗通风**

人头偏向一侧，并及时清理病人口鼻内的分泌物。

3.可用手掐病人的人中、足三里、内关等穴位，使病人尽快清醒过来。

4.遇有窒息病人，应立即采取口对口人工呼吸和胸外心脏按压抢救病人。

## 三、预防

（一）保证烟囱通畅

家中使用煤火做饭或取暖时，一定要保证烟囱畅通；家中使用燃气热水器、燃气炉灶时也要注意排烟系统通畅，避免废气倒灌。

（二）安装一氧化碳报警器

在可能产生一氧化碳的地方尽量安装一氧化碳报警器。

（三）不在有可能产生一氧化碳的地方逗留

很多人认为只有在睡觉的时候才可以发生一氧化碳中毒，清醒的情况下不可能发生，这个观点是错误的！不管是洗澡、做饭，还是在密闭的房间内吃火锅，只要在有可能产生一氧化碳的地方就可能发生一氧化碳中毒，这一点一定要注意。

## 第四节　沼气中毒

一般认为，沼气是指甲烷，因为沼气作为燃气使用时，沼气所提供能量的主要成分是甲烷。其实，沼气池产生的沼气是多种气体的混合物，不仅有甲烷，还有硫化氢、二氧化碳、氮气、一氧化碳等，这些气体都可以使人中毒。

除沼气池外，自然界的阴沟、废弃不用的窖井、枯井、隧道、菜窖等也可以产生沼气，同样可以使人中毒。这些地方绝对不能随便进入，否则易发生中毒，给身体造成伤害，甚至死亡。

沼气属于窒息性有害气体，一旦过量吸入，便可引起急性全身性中毒。

## 一、临床表现

（一）根据沼气中毒程度，我们将沼气中毒分为轻度、中度、重度

轻度沼气中毒者，可见头痛、头晕等临床表现。

中度沼气中毒者，可见面部潮红、心跳加快、出汗较多等临床表现。

重度沼气中毒者，可见深度昏迷、体温升高、脉搏加快、呼吸急促，同时出现大小便失禁等临床表现。重度沼气中毒者，如果抢救不及时，会因呼吸麻痹而死亡。有些重度沼气中毒病人虽经抢救脱险，也难免留下健忘及精神障碍等后遗症。

（二）硫化氢中毒

有些在小环境中发生的中毒现象，可能不是沼气中毒引起，而是硫化氢中毒引起。

低浓度的硫化氢中毒，病人可以出现流泪、眼刺痛、流涕、咽喉部灼热感、头痛头晕等症状，并进一步出现意识模糊、谵妄、抽搐等症状。

高浓度的硫化氢中毒，病人可引起电击样死亡，也就是接触高浓度的硫化氢数秒至数分钟内病人即呼吸骤停，继之数分钟内心搏骤停。死亡是在无警觉的情况下发生的，当病人警觉到硫化氢气味时可立即丧失嗅觉而死亡，无先兆症状。

阴沟、窖井、枯井、隧道、菜窖等地方的有毒气体成分比较复杂，现场也不可能分清，但可以肯定的是其中含有窒息性气体。

## 二、急救要点

### （一）进入现场

急救人员切记：不可在无任何准备的情况下进入现场施救。用大功率吹风机为现场吹入新鲜空气，可暂时对中毒人员进行保护。现场人员可同时拨打119消防报警电话、120急救电话请求支援，并说明情况，告知需要有氧防毒面罩。急救人员应戴有氧防毒面罩进入现场施救（见图23）。

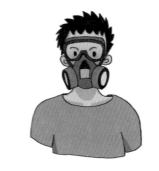

图23 应戴有氧防毒面罩
进入现场施救

### （二）脱离现场

将中毒者迅速搬离现场并移至空气新鲜的环境后，立即给中毒者吸氧。

### （三）实施抢救

对于窒息病人，现场实施心肺复苏很重要，可坚持到救护人员接替为止。

## 三、预防

### （一）预防措施

废弃不用的窨井、枯井（见图24）、隧道、菜窖及空气不流通的阴沟等，任何人不能随便进入。如果必须进入这些地方，则应按照正确的方法进入，以免发生意外。常见的方法如下：

1.用点燃的蜡烛测试是否缺氧。先用绳子吊入点燃的蜡烛，如果蜡烛火焰变小或熄灭，则不可进入，这是民间常用的办法。尽管如此，也要特别小心，因为蜡烛不灭仅仅只能说明不缺氧，不能说明无毒。

2.用小动物测试是否安全。先用绳子吊入小动物，如鸡、兔之类。吊入后观察几分钟再吊出。如果这些小动物完全正常，说明无毒，这时候人才可以小心进入。

3.吹入新鲜空气。向要进入的这些地方用鼓风机吹入大量的新鲜空气。

4.戴有氧防毒面罩进入。

（二）典型案例

1995年，山西省万荣县南张乡某村幼儿园曾发生了一起误入枯井导致3死1伤的重大事件。孩子们在玩耍时，不慎将篮球掉入了1个枯井，于是大家用绳子将1个孩子吊入枯井去取篮球，在极短的时间里这个孩子就没有了回音。

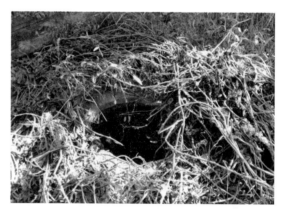

图24　废弃的枯井不能随便进入，很容易中毒

发生这个情况后，大家又将第2个孩子和1个大人先后吊入枯井进行施救，两人入井后都没了回音。见到这种情况，第4人也准备进入枯井施救，可是刚进入枯井口就感到呼吸困难，于是立即退出，中毒较轻。

公安消防人员接到报警后，很快到达现场并立即开展营救工作。公安消防人员戴着有氧防毒面罩进入枯井，救出了枯井里的两个孩子和1个大人，医务人员在现场给予3人心肺复苏急救措施，大人现场复苏失败，两个孩子虽然曾一度心肺复苏成功，但最终因为中毒时间过长，抢救失败。

## 第五节　小儿呼吸道异物

小儿呼吸道异物是常见的小儿意外伤害。轻则给小儿造成痛苦和身体伤害（如肺部反复感染、肺不张等），重者窒息，危及小儿生命。

### 一、临床表现

小儿在吃饭或玩耍时，因异物进入呼吸道可突然发生剧烈的刺激性呛咳、呕吐、憋气、喉鸣、呼吸困难等临床表现。异物有时可能会被侥幸咳出。若异物嵌顿于声门，则可发生极度的呼吸困难，几分钟内窒息死亡。

异物落入支气管后，除了有轻微咳嗽或憋气外，可没有其他明显的临床表现，甚至个别病例完全无症状。当异物刺激继发炎症，堵塞了支气管，可出现咳嗽、肺不张或肺气肿的症状，轻者可有支气管炎、肺炎等，重者可有肺脓肿、脓胸等。

### 二、急救要点

（一）拍背法

将小儿骑跨、俯卧于急救者胳臂上，并将胳臂放在自己的大腿上，这样容易使胳臂固定而不摇动。小儿头要低于躯干。急救者用一只手握小儿下颌，固定头部，注意开放呼吸道；用另一

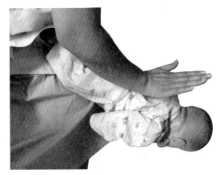

图25　拍背法

只手的掌根部（仅用手腕的力量）用力拍击小儿两肩胛骨之间的部位4～6次，注意拍击时用力不可过猛，以免造成外伤（见图25）。

（二）胸部手指猛击法

将小儿仰面朝上，抱持于急救
者的手臂弯中，小儿的头要略低于
躯干。急救者用两手指在小儿的两
乳头连线与胸骨中线交界点下一横
指按压 4~6 次（见图 26）。以每秒
1 次速率的快速按压，若不见异物
排出，可重复以上急救动作。

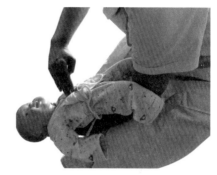

**图 26　胸部手指猛击法**

拍背法可与胸部手指猛击法交替进行，直到成功，或直至救护人员
接替为止。

（三）昏迷患儿的抢救

遇有呼吸道异物导致昏迷的患儿，可进行 2 次口对口或口对鼻人工
呼吸，并注意观察吹气时小儿胸廓是否上抬，若上抬，说明气道没有完
全阻塞；相反说明气道基本阻塞，则应注意开放气道（抬高下颌）。

最后提醒家长，如果小儿吃饭时突然出现呛咳，很快就正常了，但
是后来出现长期反复咳嗽，一定要到医院进行检查。

### 三、预防

（一）饮食预防

培养小儿良好的饮食习惯，吃饭时尽量不说话、打闹；不给 5 岁以
下小儿吃没有破碎的花生、豆子、瓜子等颗粒较大的东西（防止大一点
的宝宝给小一点的宝宝吃这些东西）；不要让小儿将整个果冻含在嘴
里吸。

（二）玩具预防

不要让小儿玩能放入口鼻中的玩具或学习用具，如玻璃球、钢笔、

铅笔等，如果已经放入口鼻，一定要劝说小儿或者用好吃的诱导小儿自己吐出或拿出，不能用手指强行掏取，以免引起小儿哭闹使异物吸入气道。

（三）服药安全

不要强行给小儿服药，以免哭闹将药误吸。

## 第六节　成人呼吸道异物

成人呼吸道异物是生活中常见的急症之一，是成人误将异物吸入气管、支气管等部位，阻塞气道引起的一系列症状。

### 一、临床表现

异物的大小和阻塞的部位不同，患者的临床表现也不同。成人呼吸道异物可以造成呼吸道部分阻塞和完全阻塞，呼吸道部分阻塞又可分为换气良好和换气不良两种类型。

（一）喉异物

异物入喉时，会立即发生呛咳、气急、反射性喉痉挛，引起吸气性呼吸困难及喘鸣，一部分异物可以自己咳出，若异物停留于喉上口，则有声音嘶哑或吞咽困难。稍大异物若阻塞于声门可立即窒息致死。

（二）气管异物

气管异物的主要症状是呛咳，异物随气流活动，引起阵发性咳嗽及呼吸困难。如果呼吸道不完全堵塞，病人会有严重的呼吸困难，并可引起喘鸣；如果呼吸道完全阻塞，病人则表现为不能言语、极度痛苦面容及 V 字手型（用拇指、食指掐住颈部），同时伴有严重发绀，如未能排出异物，病人将发生昏迷甚至死亡。

（三）支气管异物

较小的异物可进入支气管，早期会发生呛咳等临床表现，其后是相对无症状期，如果没有引起注意，没有及时取出，异物刺激气管可以引起肺部感染症状，如发热、咳嗽、咯脓痰等急性支气管炎症。支气管不完全阻塞可致肺气肿，完全阻塞可致肺不张。

## 二、急救要点

（一）自救

1.咳嗽法：异物仅造成不完全性呼吸道阻塞。病人尚能发音、说话、呼吸和咳嗽时，应鼓励病人自行咳嗽和尽力呼吸，不应干扰病人排出异物的任何动作。自主咳嗽所产生的气流压力比人工咳嗽高 4～8 倍，通常用此法排除呼吸道异物的效果较好。

2.腹部手拳冲击法：病人左手握拳，置于自己上腹部，相当于脐上远离剑突的位置，右手紧握左拳，用力向内、向上作 4～6 次快速连续冲击（见图 27）。

上腹部倾轧椅背法：病人将上腹部迅速倾轧于椅背、桌角、铁杆和其他硬物上，然后做迅猛向前倾轧的动作，以造成人工咳嗽，驱出呼吸道异物（见图 28）。

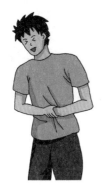

图 27　腹部手拳冲击法

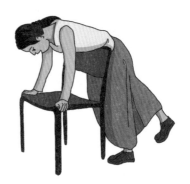

图 28　上腹部倾轧椅背法

（二）他救

1.拍背法：

（1）意识清楚的病人：病人取立位或坐位。急救者站在病人的侧后位，一手置病人胸部以围扶病人，另一手掌根在病人肩胛区脊柱上给予6～8次连续急促拍击。拍击时应注意，病人头部要保持在胸部水平或低于胸部水平，充分利用重力使异物驱出体外；拍击应快而有力（见图29）。

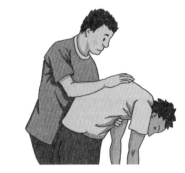

图29　拍背法（意识清楚的病人）

（2）意识欠清或不清的病人：应使病人屈膝蜷身，面向急救者侧卧，头低于胸部水平，急救者以膝和大腿抵住病人胸部，然后迅速、用力地拍背6～8次。

2.手拳冲击法：

（1）腹部手拳冲击法：又称海姆里克急救法。

意识清楚的病人：病人取立位或坐位。急救者站于病人身后，用双臂环抱其腰部，一手握拳以拇指侧腹部位于腹中线脐上远离剑突处，另一手紧握拳头用力快速向内、向上冲压6～8次，以此造成人工咳嗽，驱出异物（见图30）。注意施力方向，防止胸部和腹内脏器损伤。

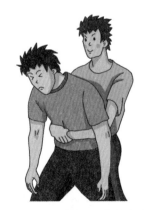

图30　腹部手拳冲击法（意识清楚的病人）

意识不清楚的病人：将病人放置于仰卧位，使头后仰，开放气道。

急救者以双膝夹住病人两髋部，呈骑跨式（见图31）；或跪于病人一侧，以双膝抵住病人一侧的髋部。急救者用力方向应向上、向内，切勿偏斜或移动，以免损伤肝、脾等脏器。

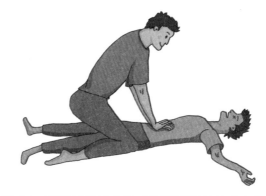

**图31 腹部手拳冲击法（意识不清楚的病人）**

（2）胸部手拳冲击法：适宜于十分肥胖病人或妊娠后期孕妇，急救者的双手无法围扶病人腰部时。

意识清楚的病人：病人取立位或坐位，急救者站于病人背侧，双臂经病人腋下环抱其胸部，一手的手拳拇指侧顶住病人胸骨中下部，另一手紧握拳头向后作6～8次快速连续冲击（见图32）。注意不要将手拳顶住剑突，以免造成骨折或内脏损伤。

意识不清的病人：病人取仰卧位，屈膝，开放气道。急救者跪于

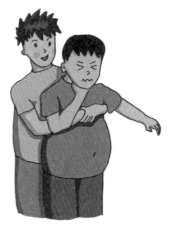

**图32 胸部手拳冲击法（意识清楚的病人）**

病人一侧，相当于病人的肩胛水平，用掌根置于其胸骨中下1/3处，向下作6～8次快速连续冲击。每次冲击须缓慢，间歇清楚，但应干脆利索。

（三）施救后处理

异物明确咳出者，可以在家观察。呛咳后没有明确的异物咳出，无论症状轻重，都应该第一时间拨打120急救电话，即使病人暂时没有症状，也建议到医院就诊。

## 三、预防

### （一）养成良好的饮食习惯

吃饭时候不说笑，不猛吸。

### （二）养成良好的工作习惯

改掉工作时把铁针、铁钉等物咬在嘴里的不良习惯，以免发生意外。

### （三）积极预防脑血管疾病

容易呛咳是脑血管疾病的先兆症状。脑血管疾病病人也是呼吸道异物的高发人群。脑血管疾病病人的护理和进食要特别小心，不要急着大口进食、喝水。

## 第七节　溺水

溺水是指人淹没于水中，水充满呼吸道和肺泡，咽喉或气管发生反射性痉挛，引起缺氧或窒息，肺失去了交换气体的功能，导致机体损害的病变。

## 一、临床表现

### （一）分类

1. 干性淹溺：这种情况占 10% ~ 20%，是病人喉痉挛，以至无法呼吸和气体交换导致的缺氧和窒息。

2. 湿性淹溺：这种情况占 80% ~ 90%，是大量的水进入呼吸道和肺泡后，阻滞了气体交换，导致严重的机体缺氧和高酸血症，进而发生代谢性酸中毒，循环抑制而死亡。

湿性淹溺又根据进入肺中的水是淡水还是海水分为淡水淹溺和海水

淹溺。由于淡水和海水的渗透压差别较大，对肺部和全身的影响差别较大，所以病人送医院后一定要明确告诉医生。

临床上根据淹溺后病人的表现分为：淹溺发生后病人未丧失生命者称为近乎淹溺；淹溺发生后病人窒息合并心脏停搏者称为溺死，如心脏未停搏则称为近乎溺死。

（二）临床表现

1.近乎淹溺者可有头痛、视觉障碍、剧烈咳嗽、胸痛、呼吸困难、咳粉红色泡沫样痰。溺入海水者口渴感明显，最初数小时可有寒战、发热。

2.溺水者神志丧失、呼吸停止及大动脉搏动消失，处于临床死亡状态。

## 二、急救要点

（一）自救（发生意外落水）

1.保持冷静头脑，避免惊慌失措，不要害怕自己沉入水中，如双手上举、胡乱划水等只能适得其反。

2.屏住呼吸、放松、除去身上杂物，同时要睁开眼睛，如果身体沉入水中，就让它沉，多数情况下，没有负重的人就会停止下沉并自然向上浮起。

3.停止下沉并上浮时，双臂掌心向下，从身体两边顺势向下划水。向下要快，抬手臂要慢。一旦口鼻露出水面立即进行呼吸。

（二）他救

1.安全施救：保护施救者自己的安全。

（1）尽可能呼唤多人参与救援。

（2）不要盲目下水，要了解水温、水流、水深等情况。

（3）禁止不会游泳者下水救人。可以在岸上呼叫，找救援物（如绳、木板、救生圈）帮忙。

（4）禁止儿童下水救人，无论是否会游泳均禁止。

（5）救援时如发生意外情况应及时终止救援。

2. 及时呼叫专业救援人员：拨打 119 消防报警电话、110 公安报警电话、120 急救电话等。

3. 充分准备和利用救援物品：如绳索、救生圈、救生衣及其他漂流物，如汽车内胎、木板、泡沫塑料等。

4. 与淹溺者充分沟通：让落水者冷静下来，自救或配合救援。

5. 常用救援方法：如伸手救援、借物救援、抛物救援、划船救援等。

6. 游泳救援：注意救援者不要与溺水者面对面接近，而要从后面接近淹溺者，因为落水者在恐惧失去理智情况下会死死抱住救援者，威胁救援者自身安全。

（三）上岸的抢救

1. 清除口鼻里的堵塞物：立刻撬开溺水者牙齿，用手指清除溺水者口腔和鼻腔内杂物，再用手掌迅速连续击打溺水者肩、后背部，让溺水者呼吸道畅通，并确保舌头不会向后堵住呼吸通道。

2. 心肺复苏：如果溺水者呼吸停止应该立即进行口对口人工呼吸，心搏停止应该立即进行心肺胸外按压。

3. 排出肺和胃内积水：在不影响心肺复苏的情况下，排出胃内积水（见图 33、图 34）。目前不主张在心肺复苏前刻意倒水。

4. 送医院抢救：

（1）基础治疗：①供氧，让病人吸入高浓度氧或采用高压氧治疗，有条件者可使用人工呼吸机；②复温及保温；③心电监护；④护脑措施。

（2）淡水溺水的治疗：①利尿排水，可用 3% 高渗盐水静滴（静脉滴注），同时应用利尿剂，如速尿静注（静脉注射）等；②碱化尿液，目的是减轻溶血的伤害，保护肾脏，可用 5% 碳酸氢钠注射液静滴；③降低血钾，对高血钾病人应紧急采取降血钾措施，如应用钙剂、碱性药物、葡萄糖及胰岛素等。

（3）高渗（海水）溺水的治疗（略）。

（4）心脏停搏后综合征的治疗（略）。

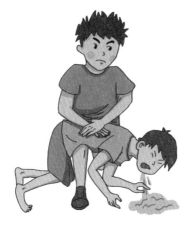

图 33 伏膝倒水法

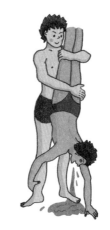

图 34 肩背倒立倒水法

### 三、预防

1. 不到危险水域游泳，如河流、水库等地方。

2. 下水前先活动肢体，如水温太低应先在浅水处用水淋洗身体，待适应水温后再下水游泳。

3. 游泳时切勿太饿、太饱，饭后 1 小时才能下水，可以减少抽筋发生，更不要酒后游泳。

4. 镶有假牙的人游泳前将假牙取下，以防呛水时假牙落入食管或气管。

5. 在游泳中如果突然觉得身体不舒服，如眩晕、恶心、心慌、气短等，要立即上岸休息或呼救。

6. 加强危险水域的监管，同时也要加强公共游泳场所的管理和救生人员的培养。

7. 加强安全宣传教育，特别是青少年的安全宣传教育。

## 第八节 中暑

中暑是人体在周围环境温度过高（＞32℃）、湿度较大（＞60%）、不透风的情况下，因体温调节中枢功能障碍或汗腺功能衰竭，体内产生的热量多于散发的热量，发生热量蓄积、体温上升，以及水、电解质丢失过多，从而发生的以中枢神经和（或）心血管功能障碍为主要表现的急性疾病。

### 一、临床表现

1.先兆中暑：在高温环境下，病人出现大量出汗、四肢无力、头晕、头痛、耳鸣、眼花、心悸、口渴、恶心、胸闷、注意力不集中、动作不协调等症状，伴或不伴有体温升高（见图35）。若病人脱离高温环境，转移到阴凉的地方，及时通风降温，补充冷盐水，短时间就可以恢复。

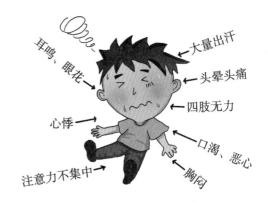

图35　先兆中暑

2.轻度中暑：先兆中暑症状继续加重，体温上升到38℃以上，并且出现皮肤灼热，面色潮红，脱水（如四肢湿冷、面色苍白、血压下降、脉搏增快等）等症状。采用与先兆中暑相同的处理方式，数小时内可恢复。

3.重度中暑：除轻度中暑表现外，还有热痉挛，腹痛，高热昏厥，昏迷，虚脱或休克（如皮肤苍白、出冷汗、肢体软弱无力、脉细速等）等临床表现。

重度中暑者非常危急，应立即送医院抢救！

重度中暑包括热痉挛、热衰竭和热射病三种类型：热痉挛多见于健康青壮年；热衰竭多见于老年人、儿童和慢性疾病人群；热射病分为劳力型热射病和非劳力型热射病两类，劳力型热射病多见于健康年轻人（如参加体育运动者、训练的官兵等），非劳力型热射病常发生于年老、体弱（如小孩）和慢性疾病人群，一般发病较缓。

热衰竭和热射病，特别是热射病，在医院都属于急危重症，病死率较高，应引起高度重视。

## 二、急救要点

先兆中暑和轻度中暑病人一般经现场救护可以恢复正常。

（一）转移

迅速脱离高温、高湿环境，转移至通风阴凉处，将病人摆成平卧位并除去病人全身衣物。

（二）降温

降温方法有下面几点：

1. 对于无虚脱者，如有条件，可将病人身体（除头部外）浸浴在冷水中甚至冰水中，同时不断搅动水。这是目前推荐的快速降温的金标准。这种方法可在 20 分钟内将病人体温从 43℃降至 40℃，甚至更低。

2. 无虚脱、无冷水浸浴条件者，或虚脱者（如面色苍白、发绀、神志淡漠、反应迟钝或烦躁不安、少气乏力等），可以用凉水喷洒或用湿毛巾擦拭全身，扇风加快蒸发、对流散热，也可以同时进行皮肤、肌肉按摩以促进散热。

3. 擦药疗法。用风油精把手涂湿，或取精盐一小把，揉搓中暑者的双掌心、双足心、两胁、前后心等，揉搓出许多小红点为好。擦药疗法适用于先兆中暑或轻度中暑的病人。

4. 三棱针点刺放血，可选取大椎、曲池、十宣、曲泽、委中、金津、玉液等穴位放血（专业人员可以用）。

降温不是要把体温降至正常，一般降到39℃即可。

（三）补水

有意识的病人，可以喝淡盐水或小苏打水进行补水，但千万不可急于补充大量纯水，否则，会引起呕吐、腹痛、恶心等症状。

（四）促醒

病人若已失去知觉，可指掐人中、合谷等穴位，使其苏醒。若病人呼吸停止，应立即实施人工呼吸。

针灸及刺络疗法。针刺少泽、前谷，用泻法；十宣放血，祛除暑热。

（五）转送

重症中暑病人，必须立即送医诊治。搬运病人时，应用担架运送，不可使病人步行，同时在运送途中要尽可能地用冰袋敷于病人额头、枕后、胸口、肘窝及大腿根部，积极进行物理降温，以保护大脑、心脏等重要脏器。

## 三、预防

（一）环境保持凉爽

1.合理安排户外活动：夏秋季节，天气炎热，应尽量在早上或晚上天气凉爽的时候出去锻炼。如果必须在中午气温较高的时间外出，则要做好防晒工作，戴草帽或防晒帽，使用防晒霜，穿适合季节的衣服，备好饮用水，同时要重点防止儿童中暑。

2.不要忽视任何在车里睡着的儿童。

（二）合理饮食，保持身体的水分

1.多喝水：及时喝水，补充水分，不要等到渴了才喝水。大量出汗会流失盐和矿物质，运动饮料或淡盐水可以帮助补充汗水中流失的盐和矿物质。

2.远离含糖或含酒精的饮料：这些饮料不但不解渴，反而会使身体丢失更多液体。

3.饮食要清淡：高温天气，不适合吃高热量、油腻、辛辣的食物，可以准备一些防暑降温的食物，比如绿豆汤等。

（三）关注天气预报，了解中暑的常见症状及易感高危人群

1.关注极端高温预警信息和安全提示：高温天气应尽量减少外出。

2.了解中暑的常见症状：了解中暑的常见症状，及时发现，及时干预。

3.易感高危人群：婴幼儿，60岁以上的人，超重的人，在工作或运动中过度运动的人，患有疾病的人（特别是患有心脏病或高血压者）或服用某些药物的人（如抑郁、失眠或血液循环不良者），对于这些人群，在高温天气中，应给予更多关心，避免发生中暑。

（四）使用传统药物预防

人丹、十滴水、藿香正气水有较好的防暑作用，绿豆汤也有一定的防暑降温作用。

中药常用处方，如六一散、清络饮、导赤散等，有防治中暑的作用。

## 第一节 蝎子蜇伤

蝎子（见图36）的种类很多，虽都有毒，但毒性大小不同。相对来说，蝎子的毒性比毒蛇的毒性要轻一些。

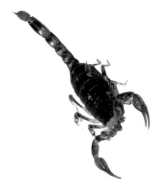

图36 蝎子

人被蝎子蜇伤后（蝎子的刺蜇器可将毒腺内含有的强酸性毒液注入人体），轻者引起蜇伤处炎症，重者引起全身中毒反应，如不及时抢救，常在数小时内死亡。

### 一、临床表现

蝎子蜇伤处常发生大片红肿、剧痛，轻者几天后症状消失，重者可出现寒战、发热、恶心、呕吐、肌肉强直、流涎、头痛、头晕、昏睡、盗汗、呼吸增快等症状，甚至抽搐及内脏出血、水肿等病变。儿童被蜇后，严重者可因呼吸、循环衰竭而死亡。

### 二、急救要点

（一）局部排毒

立即用手拔除毒钩，用手指挤出毒液，也可用吸奶器、火罐等自伤口处将毒液吸出。

（二）局部处理

1.局部涂敷或冷敷：蝎子蜇伤处可用淡碱水、肥皂水或 2% 碳酸氢钠溶液局部涂敷或冷敷。

有条件者可以尝试以下中药外用法：

（1）明矾，研细末，用米醋调敷。

（2）雄黄、明矾各等分，研细末，用茶水调敷。

（3）鲜大青叶、鲜马齿苋、鲜薄荷叶，捣烂外敷。

2.上位结扎：四肢被蝎子蜇伤后，应立即用止血带上位结扎，以阻止毒素吸收扩散。

3.减轻疼痛：蝎子蜇伤后伤口疼痛剧烈者，如条件允许，可用 0.1% ~ 1% 普鲁卡因局部麻醉，也可用 1% 依米丁水溶液 3 毫升在蜇伤处皮下注射。注射上述药物后，疼痛在数分钟内即可减轻。

（三）重症送医院

## 三、预防

（一）做好防护

野生蝎子多在埝头土缝、石头缝隙、枯草堆积的地方生活，所以在这些地方劳动的时候要特别小心，最好穿长裤、扎裤腿、戴手套进行防护。

（二）规范操作

蝎子饲养人员要了解蝎子的习性，小心规范操作。

值得注意的是：蝎子是食肉动物，野生蝎子的主要食物是昆虫，以蝗虫为主，1 只蝎子 1 年能吃掉上万只蝗虫。由于蝎子是名贵中药，近年来农村捕捉蝎子卖钱的现象非常严重，使得许多地方的野生蝎子明显减少，有害昆虫大量繁殖，这对农作物的生长非常不利。

## 第二节 蜂蜇伤

蜂蜇伤是被蜂（如蜜蜂、马蜂等，见图37、图38）蜇伤后出现局部和全身中毒反应的一种生物性损伤。人被蜂蜇伤时，蜂的尾部毒刺可刺进人的皮肤将毒素注入人体，从而引起生物性中毒。

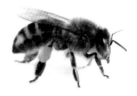

图 37　蜜蜂

### 一、临床表现

（一）轻症症状

蜇伤处有烧灼感或痛痒感、瘀点，周围红肿或起水泡。

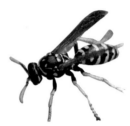

图 38　马蜂

（二）重症症状

体质敏感者或被群蜂多处蜇伤者，可出现全身中毒现象，如头晕、恶心、呕吐等，严重者可出现休克、昏迷，甚至死亡。

### 二、急救要点

常见的蜂有蜜蜂、马蜂等。我们要尽量分辨是什么蜂蜇伤了人，因为不同蜂的毒液有不同的酸碱性，治疗上有很大的区别。

（一）拔出毒刺

首先检查有无滞留于皮肤内的毒刺，发现后立即小心拔除。方法是用胶布粘贴后揭起或用镊子将刺拔出。若扎入皮肤的毒刺还附有毒腺囊，则不能用镊子夹取，以免压迫毒腺囊挤入毒液而使毒性反应加重，可以用尖细的针头或刀尖挑出毒刺和毒腺囊。

（二）局部处理

1.局部清洗：蜜蜂的毒液呈酸性，可用 3% 的肥皂水或 5% 的氨水清洗蜇伤处；马蜂的毒液呈碱性，可用食醋清洗蜇伤处。清洗蜇伤处可以达到止痛、止痒的目的。

2.局部外涂：局部红肿范围大或有小水泡者，可以外涂炉甘石洗剂。

3.止痛：用冰块敷在蜇伤处，可以减轻局部疼痛和肿胀。如果疼痛剧烈可以服用一些止痛药物。

4.抗过敏：如果局部症状有蔓延的趋势，可能有过敏反应，可以服用一些抗过敏药物，如苯海拉明、氯苯那敏等。

（三）重症送医院

多处蜇伤或全身症状严重者，应立即送医院救治。

### 三、预防

（一）做好防护

马蜂等野生蜂多在屋檐下、灌木丛等筑蜂巢，在野外作业的时候，应穿长袖衣裤，小心观察灌木、草丛中是否有蜂巢，以防不小心"捅了马蜂窝"。

（二）规范操作

即使是人工饲养的蜜蜂，也不要追捕，或激怒蜂群。

## 第三节　洋辣子蜇伤

洋辣子（见图 39）是一种昆虫，中文学名叫褐边绿刺蛾。洋辣子身上有很多的毒刺，这些毒刺可以蜇伤人。人被洋辣子蜇伤后大部分人会有局部症状，个别人还会出现全身症状。洋辣子蜇伤人引起的疾病叫洋辣子蜇伤。

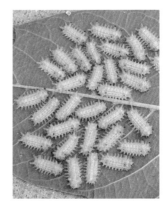

其实民间俗语"没有事你耍什么洋辣子"中的"洋辣子"即褐边绿刺蛾。这个小昆虫不好耍，耍它会给自己带来伤害。

民间对洋辣子的叫法各地不一，万荣人叫"核桃虫"，核桃树上较多。无论是核桃树，还是其他树，只要发现树叶残缺不全，就要当心被洋辣子蜇伤。

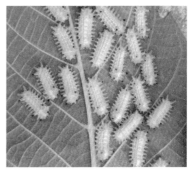

图 39　洋辣子

## 一、临床表现

（一）局部症状

大部分人会有局部红肿、疼痛、瘙痒等，非常难受。

（二）全身症状

个别人会有局部过敏，皮肤大片红肿，甚至局部剧烈瘙痒、疼痛，并伴有发烧、关节肿痛等全身症状。

## 二、急救要点

（一）局部粘毛刺

被洋辣子蜇伤后，洋辣子的一些细毛刺会扎入人的皮肤。将胶布粘在被洋辣子蜇伤的局部后再撕下来，可以将刺入皮肤内的细毛刺清理掉。

（二）局部清洗

用较浓的肥皂水清洗被洋辣子蜇伤的局部，可以减轻蜇伤局部的疼痛和瘙痒。

（三）局部涂药

1.涂牙膏：在被蜇伤的地方涂抹上一层牙膏，这个时候，会感觉到非常清凉，大约5分钟后，就会感觉到被蜇伤的局部疼痛感减轻。牙膏凝固后，把凝固的牙膏取下来，这个时候，会发现毒刺也一同掉下来了。

2.涂中药：用新鲜的马齿苋，或新鲜的丝瓜，或新鲜的仙人掌，捣烂外敷，可减轻症状；将喉症丸研碎后，水调外敷于洋辣子蜇伤处，也可以减轻症状。

3.涂激素类药膏：可以局部外涂醋酸曲安奈德尿素软膏或复方氟米松软膏，也可以外涂非激素类药物，如炉甘石洗剂，硼酸氧化锌软膏，绿药膏（林可霉素、利多卡因凝胶）等。

4.涂洋辣子体液：用牙签或尖锐的树枝等从洋辣子的腹部挑破洋辣子的身体，将腹腔内青绿色筋脉捣碎后外敷被蜇伤的局部有一定的治疗效果。

洋辣子腹腔内有一根青绿色的筋脉和一根黑色的筋脉，将青绿色的筋脉取出来捣碎后外敷在被蜇伤的局部，治疗效果最好。黑色的筋脉是毒液所在，千万不要动它。

（四）重症送医院

被洋辣子蜇伤后，病人局部过敏，皮肤大片红肿，出现全身症状，需要及时送医院救治。

## 三、预防

在农村，被洋辣子蜇伤的事件时有发生，应引起我们重视。

（一）教育儿童远离洋辣子

教育儿童认识洋辣子，远离洋辣子，不玩洋辣子。

（二）劳动防护

在玉米地、果树地，或草丛、梧桐树等地方劳动时，一定要做好防护，不穿短裤、背心。

（三）消灭洋辣子

发现有洋辣子的地方，要进行灭虫处理。灭虫方法有：灯光诱杀成虫；秋冬季人工挖虫茧并烧毁；喷洒农药等。

## 第四节　狗咬伤

无论城市还是农村，都经常发生狗（见图40）咬伤人的事件。

人被狗咬伤后，被咬伤的局部会出现瘀点、撕裂伤、出血、疼痛等症状，伤口易感染，个别人会导致狂犬病等严重后果发生。

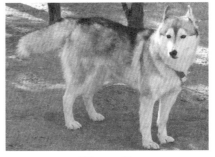

图40　狗

### 一、临床表现

病人有明确的狗咬伤史。

人被狗咬伤后，临床表现有轻有重，轻的仅仅皮肤表皮擦伤，或有轻微疼痛；重者被咬伤处的伤口深达肌肉，甚至骨头，疼痛剧烈，伤口出血严重。被狗咬伤的伤口往往有个特点，即皮肤上形成对口伤（狗的上下牙切割形成的），皮肤虽然没有断裂，但皮下组织破坏严重，甚至成为窦道。

被狗咬伤后，伤口极易感染。

## 二、急救要点

（一）现场急救

冲洗伤口：立即用自来水、肥皂水或凉开水彻底冲洗伤口。如果卫生所就在附近，可以去卫生所用 3% 过氧化氢、20% 肥皂水或盐水交替冲洗。冲洗是决定抢救成败的关键，千万不要忘记冲洗伤口。

很多人认为，人被狗咬伤后应立即送医院救治，这其实是不正确的（除非医院就在附近）。被狗咬伤的人在送往医院的过程中，伤口内沾染的狗唾液里的病毒、细菌会浸润周围组织，甚至通过毛细血管向周围扩散，立即现场冲洗可以减少这方面的危险。若出血不多可以直接冲洗，若出血较多可以在近心端扎止血带后冲洗。可以紧急呼叫附近卫生所医生帮助冲洗。

（二）止血

若伤口较深、出血过多，应设法在伤口近心端扎止血带止血，然后再送医院急救。不主张伤口局部压迫止血，更不能用卫生纸、不洁布之类的物品直接压迫伤口。

（三）不要在伤口处涂抹任何药物

即使伤口较浅也不要涂抹任何药膏或红药水，同时也不主张包扎伤口，因为狂犬病毒是厌氧的，在缺乏氧气的情况下会大量生长。

（四）送医院、防疫站处理

1. 冲洗伤口：病人被送往医院或防疫站后，医生还会为病人彻底冲洗伤口，甚至扩大伤口进行冲洗。一般医院选择 3% 过氧化氢、生理盐水等液体冲洗。注意：冲洗时间一定要长。可以采用输血器去掉针头加压流水冲洗，这样节约冲洗液。冲洗时间应在 30 分钟以上。

有些伤口有皮下窦道，必要的时候可以切开窦道冲洗。

2.仔细清除伤口内的坏死组织和异物，结扎活动性出血点。

3.伤口是否缝合，临床上有一定争议，一般书籍都主张不缝合伤口！

4.注射疫苗：

（1）注射破伤风疫苗：1 500 单位到 3 000 单位皮试后注射。皮试阳性者，脱敏注射。

（2）注射狂犬疫苗：被狗咬伤后，要尽早注射狂犬疫苗，首次注射疫苗的最佳时间是被咬伤后的 24 小时内，越早越好，最迟不要超过 48 小时。具体注射时间是：分别于狗咬伤后当天、第 3 天、第 7 天、第 14 天、第 30 天各肌肉注射（肌注）1 支狂犬疫苗。

（3）注射人狂犬病免疫球蛋白：咬人的狗高度疑似"疯狗"者，或被狗咬伤病人的伤口较大，处理不满意者，建议注射人狂犬病免疫球蛋白，这一点一定要提醒病人。因为从注射狂犬疫苗到人体产生抗体需要一定时间，如果被狗咬伤后，很快就发病，狂犬疫苗是起不到预防作用的。人狂犬病免疫球蛋白则是特异性抗体，能起到被动免疫作用。

（4）注射疫苗期间注意事项：忌烟、酒、可乐、浓茶、辣椒等刺激性食物，避免剧烈运动。

## 三、预防

1.遵守当地养狗管理相关规定和条例，不散养，定期给狗注射疫苗。

2.遛狗一定要牵绳，不要自信"我家狗不咬人"。

3.教育孩子不逗玩野狗、不熟悉的狗。

4.在进入有狗的人家前，先在门前确定狗是否在笼子里或固定可靠，并与主人打招呼，在主人的带领下进入。

5.被狗咬伤后，无论伤口大小，都不要心存侥幸，一定要到正规医院按医生的要求处理，并注射疫苗。

## 第一节　苦杏仁中毒

苦杏仁（见图 41）中含苦杏仁苷及苦杏仁酶，苦杏仁苷可被酶水解产生氢氰酸和苯甲醛。氢氰酸是剧毒物质，人的致死量非常小，成人吃苦杏仁 50 ~ 60 个、小儿吃苦杏仁 7 ~ 10 个即可致死，致死原因主要为组织窒息；苯甲醛可抑制人体中胃蛋白酶的消化功能。

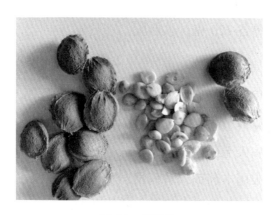

图 41　苦杏仁

注意：桃仁、李子仁等都有与苦杏仁一样的毒性。

### 一、临床表现

苦杏仁中毒后，病人会有黏膜刺激感甚至腐蚀感，口中苦涩，咽喉瘙痒并有烧灼感，恶心呕吐，乏力，晕眩。中毒严重者呼吸急促或缓慢，紫绀，抽搐，昏迷，瞳孔散大，对光反应消失，心搏加速，四肢冰冷，不及时抢救会因呼吸衰竭而死亡。

## 二、急救要点

（一）现场催吐

发现有人苦杏仁中毒后，现场人员应立即设法为病人催吐，可用筷子、勺子、羽毛或手指刺激咽后壁，促使病人吐出毒物。

有条件者可让病人喝下 1∶5 000 的高锰酸钾后再吐出，以洗出胃内残留的毒物。

（二）轻度中毒者可采用以下方法缓解中毒症状

1.生萝卜或者白菜 1 ~ 1.5 千克，捣烂取汁，加入白糖或者红糖适量，调匀频服。

2.绿豆 60 克，水煎，加适量白糖内服。

3.甘草、大枣各 120 克，水煎服。

4.多喝牛奶。

（三）内服杏树皮或杏树根煎剂

杏树皮或杏树根 100 克，加水 500 毫升，煎 20 分钟，过滤后温服。

苦杏仁中毒病人无论是轻还是重，都可以服用本药剂救治。轻症中毒病人可以在家服用本药剂缓解病情；重症中毒病人被送往医院后，家属煎好药可送到医院配合医生使用本药剂救治。

（四）重症病人尽快送医院救治

确定苦杏仁中毒后，应尽快将病人送往医院抢救。

（五）医院救治

病人送到医院后，应立即口服活性炭，或过锰酸钾（1∶5 000），或硫代硫酸钠（25%），尽快洗胃，同时吸入亚硝酸异戊酯，静注亚硝酸钠（3%10 毫升）。根据具体情况采取对症治疗措施，如人工呼吸、输血等。

## 三、预防

### （一）不生吃苦杏仁

### （二）控制苦杏仁食用量

即使食用煮熟或炒熟的苦杏仁，也应当控制食用量，否则也可能发生中毒。

### （三）避免误食苦杏仁

平时要学会鉴别苦杏仁与甜杏仁，避免将苦杏仁误作甜杏仁生食。

## ▇ 第二节　马铃薯中毒

马铃薯中毒主要是因为食用了含有马铃薯素的马铃薯所引起的。

马铃薯全株各部都含有马铃薯素，成熟马铃薯块根内马铃薯素的含量极少，不会引起中毒，但若保存不好引起发芽或皮肉变绿时，马铃薯素的含量会增高数倍甚至数十倍，这样的马铃薯如果加工不当食用可以引起中毒（见图 42）。

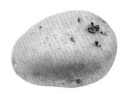

图 42　发芽的马铃薯

新鲜马铃薯的茎、叶含马铃薯素的量以开花至结有绿果为最高，而干燥的马铃薯茎、叶无毒。

马铃薯素是一种弱碱性生物苷，具有腐蚀性、溶血性，并对运动中枢及呼吸中枢有麻痹作用。

马铃薯素可溶于水，遇醋酸极易分解，高温煮透亦能解毒。

## 一、临床表现

（一）发病时间

食用发芽的马铃薯中毒后，数分钟至数小时便可发病，出现中毒症状。

（二）轻症中毒表现

轻症马铃薯中毒病人有咽喉、口内刺痒或灼热感，继有恶心、呕吐、腹痛、腹泻等症状，轻者 1 ～ 2 天自愈。

（三）重症中毒表现

重症马铃薯中毒病人因剧烈呕吐而有失水、电解质紊乱、血压下降，个别人有耳鸣、头痛、眩晕、畏光等临床表现，严重者可有呼吸困难、紫绀，甚至昏迷及抽搐，最后因呼吸中枢麻痹而导致死亡。

## 二、急救要点

（一）洗胃

怀疑马铃薯中毒，请务必及时就医，在医生的指导下进行急救。

有条件者，发现马铃薯中毒后应立即用 1：5 000 高锰酸钾或 0.5％ 鞣酸或浓茶洗胃。

（二）轻症中毒者解毒、补液、排毒

如果食用有毒的马铃薯不多，症状很轻，用食醋溶液 20 ～ 30 毫升稀释后口服，可起到解毒作用，其后多喝浓茶或淡盐水或糖水进行补液，促进毒物排泄。无特效解毒药者，以对症支持为主。

（三）重症中毒者送医院抢救

补充液体以纠正失水、电解质紊乱；呼吸困难者积极给氧，应用适量呼吸兴奋剂，呼吸中枢麻痹者用人工呼吸机。

### 三、预防

（一）科学存放马铃薯

马铃薯应低温、避光贮藏，防止生芽。

（二）科学食用发芽的马铃薯

发芽较少的马铃薯应彻底挖去芽的芽眼，并扩大削除芽眼周围的部分，这种马铃薯不宜炒吃（炒和烤不能破坏毒素），应充分煮、炖透，烹调时加醋，以加速破坏马铃薯素。

## 第三节  黄花菜中毒

食用加工不当的黄花菜，可以引起中毒。

黄花菜含秋水仙碱。秋水仙碱本身无毒，但是食入人体后会被氧化为二氧化秋水仙碱。二氧化秋水仙碱是有毒的，主要侵害人的中枢神经系统和心脑血管系统。

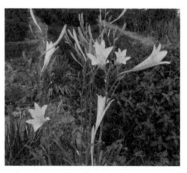

图43  传统食用的萱草，俗称黄花菜

在这里提醒大家：任何植物都不是单一成分，黄花菜中含有的其他生物碱也有可能具有一定的毒性。

目前人工栽种的萱草大概有两种，一种是传统食用的萱草，俗称黄花菜（见图43），开纯黄色花；一种是近

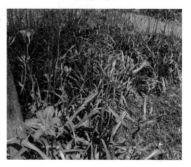

图44  美化环境而栽种的萱草

年来为了美化环境而栽种的萱草（见图 44），这种萱草花色多样，有橘红色的，有淡红色的，甚至有重瓣的，这种萱草毒性较大，是不能食用的。

## 一、临床表现

食用鲜黄花菜中毒的潜伏期短者 10 ~ 30 分钟，长者 4 ~ 8 小时。

黄花菜中毒病人的临床表现有口渴，喉咙有烧灼感，以及恶心、呕吐、腹泻、腹疼等消化道症状，严重者可出现血便、血尿或无尿，甚至肾衰竭，随后伴有呼吸衰竭并引起死亡。

## 二、急救要点

（一）催吐

食用黄花菜后在很短时间就发病者，可以现场予以催吐。

（二）轻症解毒

食用黄花菜后中毒症状不严重且潜伏期长者，暂时不用送往医院，可以饮用绿豆和甘草熬的汤，也可以口服藿香正气水等；症状不缓解或加重者须立即送往医院救治。

（三）重症送医院急救

1.洗胃：专业救护人员会为病人洗胃、导泻，但禁用高锰酸钾溶液等氧化剂洗胃。

2.民间偏方解毒：口服活性炭、鸡蛋清等予以解毒。

3.口服维生素：如维生素 C 等。

4.对症处理：如腹痛给予解痉止痛药物阿托品等；必要时重症给予血液透析处理。

## 三、预防

（一）科学食用黄花菜

1.控制鲜品食用量：食用新鲜的黄花菜时，每次不要食用过多。

2.安全食用鲜品：由于新鲜黄花菜的有毒成分在60℃时即可减弱或消失，因此食用时，应先将新鲜黄花菜用开水焯过，再用清水浸泡2小时以上，捞出用水洗净后再进行炒食，这样黄花菜中的秋水仙碱就能被破坏掉，食用新鲜黄花菜也就安全了。

3.安全食用干品黄花菜：食用干品黄花菜时，消费者最好在食用前用清水或温水进行多次浸泡后再食用。

（二）不吃其他品种的萱草

除黄花菜之外的其他品种的萱草，毒性较大，不能食用。

## 第四节　乌头类药物中毒

乌头类药物是一类毒性较大的中药，包括草乌、川乌、附子、雪上一枝蒿等，这些药物的毒性成分为乌头碱。乌头碱的毒性极为强烈，口服0.1毫克即可使人中毒，口服2～5毫克即可致人死亡。

我见到的乌头类药物中毒多由饮用乌头类药酒所致。有腰腿疼痛、风湿关节炎、类风湿关节炎、退行性关节炎等疾病的人，常常自制乌头类药酒来治病，使用得当，确有疗效，使用不当或误服（误当普通补酒服用过多）可引起中毒。

## 一、临床表现

临床上，乌头类药物中毒的临床表现主要为神经系统、循环系统、消化系统、呼吸系统症状。

乌头类药物中毒后，病人会感到唇舌辛辣、灼热，继而发痒麻木，从指尖逐渐蔓延至四肢及全身，痛觉减弱或消失，头晕眼花，恶心呕吐，流涎，腹痛，腹泻，肠鸣音亢进，偶有血样便，耳鸣，复视，瞳孔先缩小后放大，呼吸急促，咳嗽血痰，呼吸困难，紫绀，急性肺水肿，心慌气急，心动过缓及心律失常，多源性频繁地期前收缩，二联律，或有心音减弱，血压下降，面色苍白，四肢厥冷，出汗，体温下降，房室脱节，完全性的房室传导阻滞，心室颤动，甚至发生心源性脑缺血综合征，此时可能出现阵发性抽搐、肌肉强直、牙关紧闭、大小便失禁，呼吸因痉挛而窒息，继而衰竭至死。

## 二、急救要点

（一）立刻停用含乌头类药物的药剂

口服或外用含有乌头类的中药或药酒（见图45、图46）者，应立即停止使用。

（二）催吐

中毒早期应即刻催吐、洗胃和导泻。催吐在现场就可以操作；洗胃需到医院进行，洗胃液可用高锰酸钾及鞣酸溶液；导泻剂可在洗胃后从胃管中注入硫酸钠或硫酸镁，也可用生理盐水高位结肠灌洗。

（三）轻症解毒

如果服用量不大，中毒较轻，时间超过2小时，可以在严密观察下单纯使用中药治疗：

1. 甘草100克、土茯苓50克、绿豆50克，水煎服。甘草能抑制乌头碱的毒性反应，可作为乌头碱中毒的解毒剂。

2. 生姜30克、蜂蜜30克，水煎服；或生姜40克、甘草15克，水煎服。

3.蜂蜜 150 克、黑小豆 30 克、防风 30 克，水煎服。

4.金银花 30 克、绿豆 100 克、甘草 60 克，水煎服。

（四）重症送医院急救

量大而症状严重者必须去医院急救。

1.补液：大量补液，促进毒物的排泄。

2.使用阿托品：对心跳缓慢、心律失常者可皮下或肌肉注射阿托品 1 ～ 2 毫克，4 ～ 6 小时可重复注射，重者可用阿托品 0.5 ～ 1 毫克加入葡萄糖溶液中缓慢静注。本法能对抗乌头碱中毒后心律失常造成的死亡。

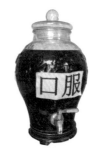

图 45 药酒 –1

3.对症治疗：经阿托品治疗后心律失常仍不能纠正者可用抗心律失常药物（如利多卡因）；血压下降者可给予升压药；呼吸抑制、心力衰竭者应采取相应措施治疗。

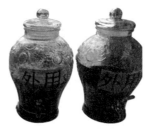

图 46 药酒 –2

## 三、预防

（一）在医生指导下使用药酒

使用药酒治病，必须弄清药酒的基本成分，成分不清的药酒不要盲目服用。

严格按照医嘱服用。因为人的个体差异较大，因此服用药酒应从小剂量开始，并注意观察自己的身体反应。服用乌头类药酒中毒最早的反应是唇舌麻木，如果服用者感觉自己的舌头、口唇麻木应立即停药观察。

（二）防止他人误服

药酒瓶上一定要写明药物成分和用途，或直接标明"有毒"字样，防止他人误服。

特别注意：一些人把中药直接泡在原酒瓶中，极易造成误服。

## 第五节　马钱子中毒

马钱子有强烈的毒性，其毒性成分主要是番木鳖碱和马钱子碱，其中番木鳖碱毒性最大，成人1次服用番木鳖碱5～10毫克即可中毒，30毫克即可致死。番木鳖碱能使人的大脑皮层发生超限抑制，引起脊髓反射性兴奋的显著亢进和特殊的强直性痉挛。马钱子中毒者常因呼吸肌强直性收缩而窒息死亡。

马钱子是中医治疗风湿顽痹（类风湿关节炎、顽固腰腿痛等）、麻木瘫痪、小儿麻痹后遗等疾病的配伍用药，常常在其他处方基础上少量配伍，加强止痛通络效果。使用马钱子得当，会有很好的治疗效果；使用马钱子不当，服用者很容易中毒！民间使用马钱子的方法多为泡酒喝或制成丸散剂服用，我们服用这类马钱子制剂时，一定要高度警惕，防止中毒。

与马钱子有类似毒性的中药还有木鳖子、钩吻（断肠草）等。

这里顺便提一下，有一种毒杀老鼠的药物，其主要成分就是番木鳖碱。

### 一、临床表现

马钱子中毒后的临床表现以神经系统症状为主，可导致整个中枢神经系统兴奋。

（一）早期轻症

头昏、头晕、胸闷、恶心、呕吐、全身瘙痒、疼痛、灼热、腹痛、烦躁不安、脉搏缓慢、呼吸加快、嚼肌及颈部肌肉抽筋感、咽下困难、全身发紧、瞳孔缩小等。

（二）重症

全身强直性惊厥，角弓反张，最后可因胸部、腹部和膈肌痉挛性麻痹而呼吸停止，而且任何刺激都可诱发惊厥。或发生延髓麻痹，因呼吸麻痹、窒息、心力衰竭或心室纤颤而死亡。类似破伤风发作，且需要鉴别诊断。

## 二、急救要点

（一）减少刺激

尽量减少外界的各种刺激，如噪音、光和触摸等。

特别提醒：本类中毒不宜催吐，因为催吐可以诱发惊厥，增加危险。

（二）解痉挛

可以使用地西泮治疗轻度肌肉痉挛。

（三）送医院抢救

立即拨打 120 急救电话或直接送医院抢救。

## 三、预防

（一）遵医嘱使用马钱子

凡是使用含马钱子的制剂（包括酒剂、膏剂、丹剂、丸剂、散剂、汤剂等），必须在医生指导下使用。禁止使用非正规厂家生产的马钱子制剂，因为马钱子的剂量和炮制方法难以保障马钱子的安全性。

（二）出现中毒症状及时停药

由于个体有差异，所以即使病人遵医嘱或按说明书使用，也有部分病人会出现中毒症状。一旦病人出现中毒症状，一定要及时停药。

（三）必要时间歇停药

马钱子排泄慢，长期服用马钱子可能发生蓄积作用。病人可根据自身情况服用含有马钱子的制剂，必要时考虑间歇停药。

## 第六节　白果中毒

白果（见图 47、图 48）也叫银杏果，食用过量可以导致中毒。白果中毒多发生于儿童，年龄越小越易中毒。

白果中含有氢氰酸、白果酸、氢化白果酸、氢化白果亚酸、白果酚、白果醇等成分，这些成分均为有毒物质。氢氰酸是公认的剧毒物质。白果中毒后病人发生末梢神经功能障碍的毒性机制目前还不清楚。

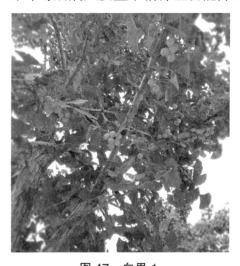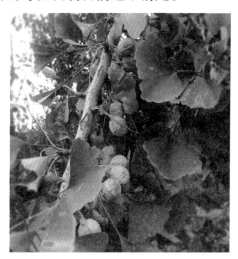

图 47　白果 1　　　　　　　　　图 48　白果 2

**一、临床表现**

（一）潜伏期

白果中毒的潜伏期为 1 ~ 12 小时。

（二）临床症状

1.消化道症状：食欲不振、恶心、呕吐、腹痛、腹泻等。

2.神经系统症状：头痛、烦躁不安、感觉或反应迟钝、肢体强直、弛缓性瘫痪、膝反射减弱等。

3.重度中毒症状：昏迷、瞳孔散大、呼吸困难、呼吸衰竭、肺水肿、心力衰竭等。

## 二、急救要点

白果中毒病人需要去医院观察与治疗。

白果中毒病人在去医院前可以服用生鸡蛋清、浓牛奶、活性炭等物质后进行催吐。

## 三、预防

（一）控制食用量

儿童吃 7 ~ 10 粒白果就可能中毒，成年人吃 10 ~ 50 粒白果就可能中毒，因此专家建议：1 次食用白果不要超过 5 粒。

家长要特别注意，别让孩子大量误食白果。

（二）安全食用

白果的有毒成分易溶于水，加热后毒性减轻，所以食用前可用清水浸泡 1 小时以上，再加热煮熟，这样可以提高食用白果的安全性，尽管如此也不要过量食用。

（三）禁食没有加工的银杏叶

银杏叶是含有毒性成分的，虽然银杏叶中毒的情况比较少见，但还是要谨慎使用。有些老年人认为银杏叶片的成分就是银杏叶，所以经常用银杏叶泡水喝（有人咨询过，我否定了），这是很危险的。其实银杏叶片与银杏叶是两码事，银杏叶不能代替银杏叶片使用。

## 第七节　商陆中毒

商陆有很强的消肿作用，有毒，使用量为 3 ~ 9 克。使用商陆不当或误食会发生中毒。

商陆在民间有一个别名叫土人参，正是因为有这个别名，所以成为人们误服的主要原因。其实商陆不仅没有人参的任何作用，反而有毒。我在临床上就遇到过一位自认为庭院里种植的商陆（垂序商陆，见图49、图50、图51）是人参，因食用其根中毒而就医的病人。

从商陆的外观颜色，我们可以将商陆分为两种：一种叫垂序商陆，茎为紫红色，根为红色，垂序商陆

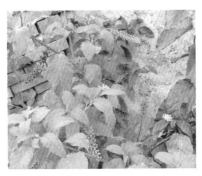

图 49　垂序商陆（毒性较大）-1

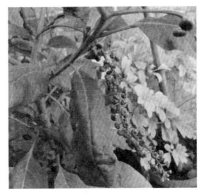

图 50　垂序商陆（毒性较大）-2

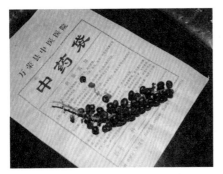

图 51　垂序商陆种子

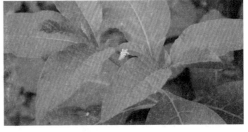

图 52　商陆（毒性较小，有些地方将商陆的嫩苗作为蔬菜食用，但是木质化后就不可食用了）

的毒性大；一种叫商陆，茎为绿色，根为白色，商陆的毒性小（见图52）。所以红根的垂序商陆一般不口服，仅供外用，入药以白根的商陆为佳。临床上常见误食垂序商陆中毒者。

商陆毒素为三种以上皂苷的混合物。

之所以商陆有很强的逐水作用，是因为商陆可以刺激胃肠道黏膜，促进胃肠道蠕动。食用过量的商陆会因强烈刺激出现胃肠道症状。

商陆毒素常先兴奋呼吸中枢及血管运动中枢，再麻痹呼吸中枢，最后导致呼吸、循环衰竭。

### 一、临床表现

一般在食用商陆后 20 分钟～5 小时发病。

食用商陆中毒的病人可出现喉咙痒、恶心呕吐、腹泻腹痛、便血、头晕头痛、语言不清、肌肉抽搐、心动过速、心律失常、呼吸频数等症状，严重者会导致血压下降、昏迷，心脏和呼吸中枢麻痹而死亡。孕妇食用商陆有引起流产的危险。

### 二、急救要点

没有特效药！需要去医院救治。

（一）催吐、洗胃

催吐，并以 0.2%～0.5% 的活性炭、温水反复洗胃。病人可服用蒙脱石散、鸡蛋清、牛奶等保护胃黏膜。

（二）轻症中医疗法

1.防风、甘草、桂皮各适量，水煎服。

2.生甘草 10 克、生绿豆 60 克，捣烂，开水泡服或煎服。

轻症病人可以在门诊观察治疗。

（三）重症住院治疗

1.对症治疗：吸氧；静滴葡萄糖、生理盐水、维生素（特别是维生素 B）、氢化可的松；利尿；肌注苯巴比妥，保护胃肠、肝肾功能等。

2.保护胃黏膜：用质子泵药物，如奥美拉唑或泮托拉唑等，保护胃黏膜，防止消化道出血。

3.血液透析：休克、心肺功能受损者需要相应的内科治疗，特别严重的需要血液透析治疗。

## 三、预防

（一）遵医嘱使用

服用商陆必须遵医嘱，且必须在严密观察下服用。注意：商陆的用量不宜过大（一般 1 次不超 10 克）。

（二）重视商陆的蓄积作用及个体敏感性

长时间使用商陆的病人要间歇停药。有些人可能使用很小量的商陆就会出现中毒症状，因此使用商陆期间要密切观察，防止发生中毒事件。

（三）防止鲜品中毒

商陆的鲜品比干品(如药房的饮片)毒性要大,使用鲜品时谨防中毒。

（四）禁忌症

孕妇忌服，胃气虚弱者忌服。

## 第八节　酒精中毒

饮用酒的主要成分其实是酒精（乙醇）。

酒精在人体内的代谢主要依靠乙醇脱氢酶和乙醛脱氢酶。乙醇脱氢酶可以将病人饮入的酒精转化为乙醛，乙醛在乙醛脱氢酶的作用下转化成乙酸，乙酸进一步分解为水和二氧化碳。全过程需要 2 ~ 4 小时。如果人体缺乏这两种酶，特别是缺乏乙醛脱氢酶，或一次饮用酒精过多，超过了酶的分解极限就会引起中毒。

酒精中毒（见图 53）后，主要表现为行为和意识异常，严重者可以引起多系统损害，甚至危及生命。酒精对肝脏的损害较大。

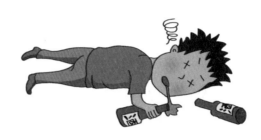

图 53　酒精中毒

醉酒（酒精中毒）的情况很常见，所以大家对醉酒的关注度不够。对于醉酒，大家普遍的态度是"不用管，睡一觉就没有事了"，其实这种态度有可能会害了病人，甚至让病人付出生命的代价。

## 一、临床表现

一次饮酒过多，特别是饮用工业酒精兑制的假酒，很容易引起酒精中毒。

人的"酒量"大小有个体差异，因此不同的人饮酒后酒精中毒的程度、症状等不同。酒精中毒还与病人当时的身心状况、饮食情况等有关。

（一）急性酒精中毒

我们按照中毒的程度将急性酒精中毒分为轻度中毒、中度中毒、重度中毒。

1.轻度中毒：就是老百姓常说的，饮酒者（病人）"开始话多了"。此时，病人的情绪、语言处于兴奋状态，头晕，一般不具备攻击行为，自己能行走，有轻度运动不协调，嗜睡但是可以叫醒，简单对答基本正确，面色表现为苍白或潮红，眼结膜充血。主要特点：兴奋或嗜睡。

2. 中度中毒：病人行为不受控制，易跌倒，可有呕吐；病人有暴力倾向，不合作，在语言或心理疏导下躁狂或攻击行为不能缓解；部分病人可出现幻觉、震颤，或病人处于昏睡状态，呼吸缓慢，唤不醒；病人在昏睡状态下出现呕吐，很可能出现误吸，造成窒息，一定要重视。主要特点：听不懂话或昏睡。

3. 重度中毒：病人处于昏迷状态，严重者出现休克。病人脸色苍白，皮肤湿冷，口唇微紫，心搏加快，脉搏细弱或不能触及，血压代偿性升高或下降，还可能出现重要脏器如心、肝、肾、肺等急性功能不全的表现。如果不进行及时抢救可能导致病人死亡。主要特点：昏迷或休克。

4. 并发症：急性出血性胃炎、急性酒精中毒性肝炎、急性乙醇性精神病、心力衰竭等。

（二）慢性酒精中毒

长期大量饮酒可造成神经系统、消化系统、心血管系统等功能损害，如肝硬化、心肌病、手足麻木等，这就是慢性酒精中毒，又称为酒精成瘾或酒精依赖。慢性酒精中毒的病人可以出现精神依赖和躯体依赖：精神依赖表现为强烈渴望喝酒；躯体依赖则当饮酒量突然减少时，病人出现戒断症状，如震颤（如手抖）、恶心、出汗、情绪不稳、烦躁、焦虑、抑郁等。严重的慢性酒精中毒病人可以出现癫痫、谵妄，处理不当可以引起脱水、感染、衰竭，甚至死亡。

## 二、急救要点

（一）催吐

酒精进入人体后吸收很快，早期催吐有很好的效果，超过1小时洗胃意义不大。

（二）根据中毒的程度处理

1.轻度酒精中毒病人可居家观察、休息。病人可以吃葡萄、西瓜、西红柿、香蕉等，喝蜂蜜水、酸奶、浓茶、咖啡、糖水等有助于尽快解酒。

2.中度酒精中毒病人要根据病人的具体情况判断是否送医。如果病人身体较差，有基础疾病，如心脑血管疾病、糖尿病等慢性疾病，建议送医院治疗。

3.重度酒精中毒必须及时送医院抢救。

（三）醉酒者体位

醉酒后，病人的头应偏向一侧平躺，如果面部朝上平躺，有可能把呕吐物吸入气管，导致窒息死亡，这一点一定要特别注意。

注意观察酒精中毒病人的呼吸、脉搏等，发现异常立即送医院治疗。

（四）饮用葛根或葛花茶

民间有饮用葛根或葛花茶解酒的说法，葛根或葛花是否有解酒的效果有待科学研究证实，不过饮用葛根或葛花茶对长期饮酒的人来说是有保护肝脏作用的。

## 三、预防

（一）不喝酒是最好的预防

喝酒弊大于利，不喝酒就不会发生酒精中毒。

（二）喝正规厂家生产的酒，并控制饮入量

不喝来源不明的散装酒、劣质酒。

（三）长期饮酒者要注意保肝

长期饮酒导致慢性酒精中毒者，宜口服维生素 $B_1$、维生素 $B_6$、维生素 C，有肝损害的保肝治疗。

## 第九节　甲醇中毒

甲醇是重要的工业原料，误服或误吸入可以引起中毒，以中枢神经系统损害、眼部损害及代谢性酸中毒为主要特征。

甲醇本身具有麻醉作用，对神经细胞有直接毒性作用。甲醇的代谢产物甲醛和甲酸毒性也很强，主要损害神经系统，特别是视神经，引起眼损害和代谢性酸中毒。

常见的甲醇中毒的原因为：①饮用假酒。没有人喝甲醇，但是如果不小心喝了工业酒精勾兑的假酒，就有可能导致甲醇中毒，因为工业酒精中除乙醇外，往往还含有甲醇。②在甲醇生产或运输过程中接触了甲醇。在甲醇或以甲醇为原料、溶剂的生产、运输过程中，在通风不良或发生意外事故的情况下，短期内吸入高浓度甲醇，可引起急性或亚急性甲醇中毒，即使经皮肤吸收甲醇也有可能引起甲醇中毒。

甲醇的毒性比乙醇的毒性大得多，每千克体重服用 100 毫克就可引起中毒，每千克体重服用 300 ~ 500 毫克就可能致死。

### 一、临床表现

（一）早期醉酒表现

喝假酒引起的甲醇中毒，病人早期表现为醉酒状态、头昏、头痛、乏力、嗜睡或失眠，严重者会出现谵妄、意识模糊、昏迷等。这个时候较难与醉酒鉴别（如果病人与平时酒量比较差别很大，要高度重视）。

（二）眼部症状

甲醇中毒与急性酒精中毒一样，也有轻度中毒、中度中毒、重度中毒之分，各型症状与酒精中毒的各型症状也基本一致，不同的是甲醇中毒各型病人都有眼部症状：轻度中毒者双眼可有疼痛、视力模糊；中度中毒者视力下降、复视，眼前有黑点跳动或有雪花点；重度中毒者可以出现失明。眼科检查，病人眼底可见视网膜充血、出血，视神经盘水肿等。

（三）代谢性酸中毒

较重的甲醇中毒往往有代谢性酸中毒表现，如心率过快或过缓，呼吸加快加深，以及轻微腹痛、腹泻、恶心、呕吐等消化道症状。

## 二、急救要点

（一）饮用假酒导致甲醇中毒者短期内可以催吐、洗胃、导泻

饮用假酒2小时内的病人可以考虑催吐、洗胃（用3%～5%的碳酸氢钠或温开水洗胃）、导泻（服用硫酸钠，也可以服用硫酸镁）。病人洗胃后可以口服活性炭、4%碳酸氢钠水。

（二）脱离甲醇环境

在甲醇生产或运输过程中导致甲醇中毒者，应立即脱离污染环境，脱去污染的衣服，保持呼吸道通畅，用纱布盖住眼睛。

（三）无论轻重送医院救治

所有考虑甲醇中毒者，无论是轻是重，都建议到医院救治。

病人被送到医院后，医生要特别重视为病人做眼科检查。甲醇中毒并没有特效药，一般以保护视神经为主，如使用甘露醇、糖皮质激素等进行对症治疗。

## 三、预防

（一）禁止饮用假酒

饮酒者在饮酒前要甄别酒的真假，注意酒的来源，坚决不喝散装酒或非正规厂家生产的酒。

（二）规范操作

甲醇生产、运输企业，或以甲醇为原料或溶剂的企业，一定要教育职工遵守操作规程，严防甲醇泄露，防止皮肤接触甲醇。

## 第十节　亚硝酸盐中毒

因误食工业亚硝酸盐，或过量食用含硝酸盐较多的食品，喝不洁的井水、过夜的笼锅水等引起组织缺氧为主要表现的中毒性疾病。

亚硝酸盐可以把血红蛋白氧化成高铁血红蛋白，使血红蛋白失去了携氧能力，造成全身组织器官的缺氧，特别是中枢神经功能障碍和损伤。

造成亚硝酸盐中毒的常见原因有：①误食工业盐。把工业盐当食盐误用，或用盛过工业盐的容器盛水。②食用含硝酸盐较多的蔬菜或存放过久的剩菜，以及腌制的咸菜、泡菜。胃肠功能紊乱时，胃肠道内硝酸盐还原菌大量繁殖，再食用含硝酸盐较多的蔬菜或存放过久的剩菜，以及腌制的咸菜、泡菜，硝酸盐会还原成亚硝酸盐，便可引起亚硝酸盐中毒。含硝酸盐较多的蔬菜主要是叶菜类，如小白菜、白菜、茴子白、韭菜、萝卜叶、菠菜、莴笋、芥菜等，吃这些新鲜的蔬菜一般不会出现问题，但是这些蔬菜一旦变质或存放过久（剩菜），或刚刚腌制的咸菜、泡菜，则亚硝酸盐明显增多，食用后极易引起亚硝酸盐中毒。一般情况下咸菜、泡菜在腌制后1周左右亚硝酸盐含量最高，其后慢慢下降，15天后基本达到稳定水平。③喝含亚硝酸盐的不洁井水、过夜的笼锅水。

### 一、临床表现

（一）潜伏期

食用含硝酸盐较多的蔬菜或存放过久的剩菜，以及腌制的咸菜、泡菜等引起亚硝酸盐中毒的潜伏期一般是1～3小时，个别长达20小时。

误食工业盐引起亚硝酸盐中毒的潜伏期仅仅 10 多分钟。

（二）临床表现

病人表现为头痛、头晕、乏力、胸闷、气短、嗜睡、心悸、恶心、呕吐、腹痛、腹泻，口唇、指甲及全身皮肤黏膜发绀，严重的还有心率减慢、心律不齐、昏迷和惊厥等症状，常因呼吸循环衰竭死亡。本病的特点是紫绀。

## 二、急救要点

（一）现场催吐

早期催吐有很好的效果。

（二）立即送医院救治

立即送医院救治，给予洗胃、导泻，使用美兰（亚甲蓝）、维生素 C，对症治疗。

## 三、预防

（一）不吃存放过久的剩菜

不吃存放过久的剩菜；妥善保存蔬菜，防止腐烂，蔬菜一旦腐烂坚决不吃。

（二）不吃刚腌制的咸菜、泡菜

不吃刚腌制的咸菜、泡菜，待腌制 15 天以上再食用。

（三）科学食用叶类蔬菜

不一次性、短时间内食用过量的不经处理的叶类蔬菜。叶类蔬菜可以在开水中煮几分钟后弃汤烹调食用。

羊、牛等动物一次性食入过多的叶菜类食物也可以中毒。某地曾发生过羊群一次性食入过多冻白菜叶中毒死亡的事件，给养殖户带来了巨大的经济损失。

（四）食品中硝酸盐和亚硝酸盐的含量应严格控制在国家有关食品及食品添加剂安全使用标准的范围内

嫩肉粉中含有亚硝酸盐，劣质的三无产品更是含有不确定的亚硝酸盐，食用时一定要严防亚硝酸盐中毒。鸡柳产品中就使用有嫩肉粉。

（五）严禁食用工业盐

即使装过工业盐的器具也不要当作食用器具使用。

某建筑工地，大厨因为找不到水桶，将工业盐桶清洗后代替水桶使用，结果导致 20 多人集体中毒。

某县夜市，一摊主使用工业盐腌制鸡柳，导致 3 名儿童中毒。

（六）不喝不洁的井水、过夜的笼锅水

## 附录　认识有毒植物

很多植物，包括中药，是有毒的，下面我把常见的有毒植物介绍如下，供大家参考，避免因使用不当或误食而引起中毒。

### 一、半夏

近年来野生半夏在各地有增多的趋势。半夏（见图 54、图 55）是天南星科半夏属植物，块茎入药。但是生半夏毒性很大，没有经过炮制是禁止内服的。很多老百姓虽然知道半夏是中药，

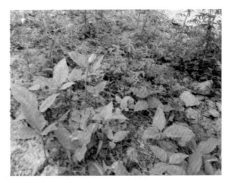

**图 54　半夏**

但是并不熟悉半夏的炮制方法，这是半夏中毒的主要原因。

曾经有人在采挖野生半夏时好奇地尝了一口，结果就出现了口舌麻木、咽喉疼痛、恶心等局部中毒症状。

半夏的中毒表现：中毒早期病人会有口腔、舌头、喉头的麻木感，接着病人会出现口角流涎、发声困难、吞咽困难，或者

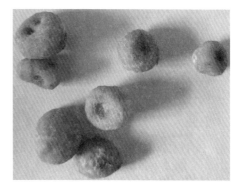

图 55 半夏种子

出汗、面色苍白等症状，这是喉头水肿、低血压休克的早期反应。重症中毒病人会出现心率减慢、喉头痉挛、呼吸困难等症状，甚至窒息而死亡。

治疗：催吐、洗胃、导泻；频频服用生姜汤。中毒较重的患者应立即送往医院急救。

## 二、独角莲

独角莲（见图 56）也是天南星科植物。独角莲的块茎在中药中又叫白附子。与半夏一样，生品独角莲的毒性较大。独角莲不经过炮制一般禁止内服。独角莲外用时也要注意，因独角莲对皮肤有较强的刺激作用。

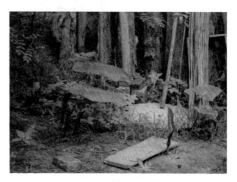

图 56 独角莲

独角莲中毒的临床表现、治疗方法与半夏基本相同。

## 三、曼陀罗

曼陀罗（见图 57、图 58）是茄科曼陀罗属，全属一共有 16 种，我国有 4 种，即木本曼陀罗、曼陀罗、毛曼陀罗、洋金花，南北各地都有

分布，野生或栽培。曼陀罗属植物含有茛菪碱和东莨菪碱，属于有毒植物。中医使用的多为洋金花。

曼陀罗的中毒症状类似阿托品类中毒，主要表现为颜面及皮肤潮红，躁动不安，脉率增快，步态不稳，头晕，幻觉，幻听，口干，口渴，口发麻，呕吐，言语不灵，瞳孔放大，对光反射消失，甚至高烧、昏迷、大小便失禁、阵发性抽搐等。

治疗：催吐、洗胃、导泻，必要时使用新斯的明。中药甘草 30 克、绿豆 60 克水煎服也有效。

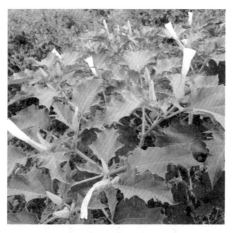

图 57　曼陀罗 –1

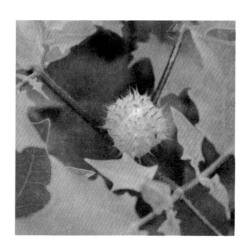

图 58　曼陀罗 –2

## 四、毒蘑菇

毒蘑菇也叫毒蕈。毒蘑菇的品种很多，有些品种的毒蘑菇毒性较大。蘑菇有毒无毒，辨认很困难，有些专门研究的专家也不能仅凭肉眼可以分辨，需要用专业的仪器才能把外形相似的品种分辨开来，所以没有十分的把握不要盲目吃野生蘑菇。

有些品种的蘑菇毒性特别大，食用少量就可以引起中毒。因种类不同，毒蘑菇中毒的症状大致包括胃肠型、神经精神型、溶血型、中毒性肝炎型等。

毒蘑菇中毒后的抢救以催吐、洗胃、导泻，以及输液、利尿等对症治疗为主，并没有特效药物。可根据不同的临床类型选择不同的药物和方法予以治疗，如出现毒蕈碱样症状，可使用阿托品；出现精神错乱、幻视等症状，可用镇静剂；出现肝脏损害可使用巯基解毒药（如二巯基丙磺钠、二巯基丁二钠、肾上腺皮质激素、大量的维生素 C 等）。

有毒蘑菇与无毒蘑菇怎么辨识，我不敢妄谈。建议在没有绝对把握的情况下千万不要食用不认识的蘑菇！

## 五、莨菪

茄科植物莨菪（见图 59、图 60）的种子在中药中叫天仙子。莨菪中毒的主要原因是莨菪用量过大。天仙子是国家规定的 28 种毒性中药之一，毒性很大，但对一些疼痛、咳喘确实有一定的效果。《中华人民共和国药典》规定，莨菪的用量为每次 0.06 ~ 0.6 克。

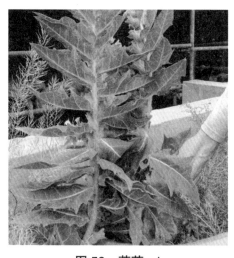

图 59　莨菪 -1

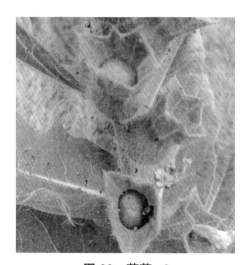

图 60　莨菪 -2

莨菪全株有大毒，主要含有莨菪碱、阿托品及东莨菪碱。莨菪中毒的机理与曼陀罗中毒的机理类似。

莨菪中毒的临床表现与治疗可参考曼陀罗中毒内容。

# 第五章　内外科急危重症的急救

## 第一节　急性心肌梗死

急性心肌梗死是冠状动脉急性、持续性缺血、缺氧引起的心肌坏死性疾病。急性心肌梗死是非常凶险的内科疾病，常可危及生命。

我们应该充分认识急性心肌梗死，了解急性心肌梗死的病因、诱因、危险因素、临床表现、急救要点、预防等方面的知识，才能在遇到急性心肌梗死病人的时候及时正确处理，挽救病人的生命，并提早预防急性心肌梗死的发生。

### 一、病因、诱因、危险因素

（一）病因

在冠状动脉粥样硬化、管腔狭窄基础上，在某些诱因的作用下，冠状动脉粥样硬化斑块破裂或侵袭，继发完全或不完全闭塞性血栓形成为病理基础的急性心肌缺血或心肌坏死。

（二）诱因

1.过劳：如负重登楼、过重的体力劳动、过度体育活动、连续紧张劳累等。

2.激动：如激动、紧张、愤怒等激烈的情绪变化。

3.暴饮暴食：不少心肌梗死病例发生于暴饮暴食之后。

4.寒冷刺激：突然的寒冷刺激可能诱发急性心肌梗死。

5.便秘：便秘在老年人当中十分常见。

6.吸烟、大量饮酒：吸烟和大量饮酒可通过诱发冠状动脉痉挛及心肌耗氧量增加而诱发急性心肌梗死。

（三）危险因素

年龄大（40岁以上）、血脂紊乱（高脂血症）、高血压、糖尿病、吸烟、喝酒、体重严重超标等是急性心肌梗死的危险因素。

## 二、临床表现

（一）前驱症状

最常见的是原有的心绞痛（见图61）加重，发作时间延长，或对硝酸甘油效果变差。

（二）胸骨后或心前区压榨性疼痛

突然发作剧烈而持久的胸骨后或心前区压榨性疼痛；有少数病人疼痛并不剧烈或无疼痛。

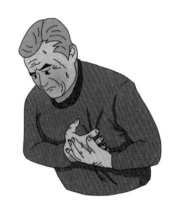

图 61　心绞痛

（三）休息和含服硝酸甘油心绞痛不能缓解

休息和含服硝酸甘油心绞痛不能缓解，常伴有烦躁不安、出汗、恐惧或濒死感。

（四）其他症状

部分病人表现为颈部、下颌、牙齿、咽部、左上肢疼痛。也有部分病人表现为上腹部疼痛，伴有恶心、呕吐、腹胀等消化道症状，这部分病人一定要高度重视，注意鉴别诊断，防止误诊。

## 三、急救要点

### （一）安静休息

病人一旦出现上述症状，必须卧床休息，保持安静，避免精神过度紧张。

### （二）立即舌下含服硝酸甘油或喷雾吸入硝酸甘油

立即舌下含服硝酸甘油或喷雾吸入硝酸甘油。

病人若症状没有缓解，5 分钟后可再含服 1 片硝酸甘油，最多不超过 3 片。在身边没有硝酸甘油的情况下，病人口服中成药速效救心丸等亦可起到一定救治作用。

### （三）及时联系家人并拨打 120 急救电话

及时联系家人并拨打 120 急救电话，等待救援。

是等 120 救护车来好，还是让病人身边的家人或朋友开车立即送往医院好，目前说法不一。有人说，病人身边的人开车将病人送往医院更节约时间。但是多数医生回答是："等 120 救护车来。"理由如下：120 救护车上有急救设备，可以做心电图、吸氧；120 救护车上的医护人员，为病人确诊后可以给病人直接用药；120 救护车运输病人过程中有便利条件；病人能直接躺在担架车上，到医院后方便快速转运、检查；120 救护车上的医护人员在车上可以启动医院的绿色通道，到医院后不用排队挂号、交钱，有优先进入抢救通道等一系列好处，可以抵消在家等待 120 救护车的时间。

特别提醒：出现高度疑似心肌梗死的病人绝对不能逞强自己步行去医院，更不能自己开车去医院。

## 四、预防

（一）养成良好的生活习惯

病人平时要养成良好的生活习惯，合理膳食（低脂肪、低胆固醇饮食），戒烟（见图62），限酒，适度运动，保持良好的心态，不熬夜，劳逸结合等。

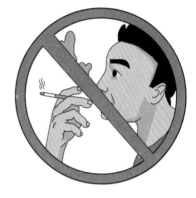

图62　戒烟

（二）避免诱发因素

1.避免过度劳累：不搬抬过重的物品。

2.适度洗澡：不要在饱餐或饥饿的情况下洗澡；洗澡的水温最好与体温相当；洗澡时间不宜过长；冠心病程度较严重的病人洗澡时，应在他人帮助下进行。

3.适寒温：随季节变化增减衣服，避免感冒。

（三）经常拍打两肘窝

《灵枢·邪客》说："肺心有邪，其气留于两肘。"因此平时经常拍打两肘窝，有助于预防心肌梗死的发生。

（四）药物预防

病人应该在医生的指导下，根据自己的具体情况，制定个体化药物预防与治疗方案。中药丹参滴丸、复方丹参片、麝香保心丸等也可以在医生指导下使用。

## 第二节　脑血管意外

脑血管意外中医叫中风、卒中。脑血管意外一般分为脑出血性疾病、脑缺血性疾病二种，具有代表性的常见脑血管意外是脑出血、脑梗死。

## 一、病因

脑出血是非外伤性脑实质内血管破裂引起出血；脑梗死是脑动脉管壁血栓，导致动脉狭窄或闭塞，脑组织缺血、缺氧。

## 二、临床表现

（一）脑出血

1.病人突然发生剧烈头痛（见图63），少数病人伴有头晕，继而恶心呕吐。

2.病人的语言和肢体发生功能障碍，如言语不清、失语、半身不遂。

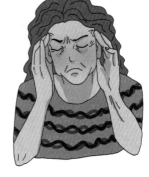

图63 头痛

3.严重者出现嗜睡、昏迷等症状。

病人脑出血的量、部位不同，临床表现有很大差异。有些少量脑出血病人与脑梗死病人的临床表现非常相似，需要专业人员认真鉴别。

（二）脑梗死

病人的临床表现与脑梗死的面积大小、部位密切相关。有些小的脑梗死病人往往没有感觉，而脑梗死面积大、梗死发生在重要部位的病人则会表现为半身不遂、言语障碍、吞咽困难，甚至出现颅内压增高、昏迷的表现。

常见临床表现：偏瘫、面瘫（中枢性）、偏身感觉障碍和同向性偏盲、失语，可伴有不同程度的意识障碍。

（三）前兆信号

脑血管意外，往往有前兆信号，我们注意这些信号，及时干预，也是防止疾病加重的关键。

常见的前兆信号有：突发眩晕、头痛，一过性言语困难，舌根发硬，半身麻木，白天嗜睡，喝水或进食的过程中很容易出现呛咳，突然感觉手无力，使用筷子或写字困难，突然记忆力明显下降等。

## 三、急救要点

（一）清醒病人

1. 卧位，上半身可以稍微垫高一点，头偏向一侧。

2. 保证环境通风良好，保持安静，不要慌乱。

3. 不要随便移动病人，特别是粗暴移动。

4. 有些病人可能仅有头痛、恶心，或短暂的意识不清后又清醒，还可以行走。这种情况一定要重视，让病人保持安静半卧位，等待救援，或小心抬上车，不能因为不便，让病人自己行走，甚至下楼、上坡。

（二）昏迷病人

1. 帮助病人采取平卧位或将病人上半身稍微垫高一点，头偏向一侧。

2. 帮助病人解开衣领，并打开窗户，保持良好的通风的状态。如果病人鼾声较大，则需要使用毛巾或纱布把病人舌头包住再向外拉，避免舌根后坠而影响到呼吸。

3. 及时为呕吐的病人清理掉口腔里的分泌物，以免将分泌物吸入到气管或肺部，引起肺炎或窒息。

4. 用湿毛巾在病人头部进行湿敷或冷敷，可以促进局部的血管收缩，减少出血量。

5. 病人被移送救护车或移动地方时，要保持平稳，防止病人头部剧烈震动，因为震动能诱发颅内再次出血。

6. 禁止给昏迷的病人喂（灌）水、药、食物等，以免病人误吸窒息。

7. 为心搏、呼吸停止的病人进行心肺复苏。

无论哪一种脑血管意外，都要及时送医，越快越好。脑血管意外有抢救的黄金时间，在这个时间内抢救可以减少致残，甚至挽救病人生命。如脑梗死病人在发病的 6 小时内（现在认为是 4 小时，可以肯定的是越早越好）溶栓治疗才能有理想的效果。而脑出血虽然没有统一的抢救具体时间，但是可以肯定的是第一时间（发病后几分钟内开始）正规干预治疗，需要手术的在发病的 6 小时内进行，效果好，致残轻，致死率低。

病人发生脑血管意外，是等 120 救护车来，还是让身边的家人、朋友开车立即送往医院，这与前一篇心肌梗死不同，可以视情况决定：如果病人病情比较轻，医院也不是太远，身边的家人、朋友可以开车送往医院，在送医院前最好能与医院相关科室取得联系；如果病人昏迷或病情不平稳，估计救护车到来也不会用太长时间，最好还是等 120 救护车到来再搬运病人。

### 四、预防

（一）生活方式干预

病人宜戒烟戒酒、不熬夜（见图64）、少吃夜宵、饮食品种多样化、减肥、运动等，通过调整不良生活和饮食方式，降低脑血管意外的发生率。

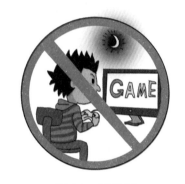

图 64　不熬夜

（二）规范使用二级预防药物

包括控制血压、血糖、血脂、血液黏稠度等，请在医生的指导下使用药物。

（三）中医药预防

在中医指导下使用中医药预防脑血管意外。

## 第三节 晕厥

晕厥，严格来说不是一个病，而是一个症状，是各种原因导致一过性脑供血不足引起的意识障碍。

### 一、病因

发生晕厥的常见病因有：

（一）自主神经调节失常，血管舒缩障碍

体质差的病人多见。病人突然起立，或疼痛、紧张、恐惧、疲劳、天气闷热等可以诱发晕厥。一次性大量排尿或连续咳嗽等情况下也可发生晕厥。

（二）心源性脑缺血

病人有心脏疾病，如严重的快速或慢速心律失常、心脏停搏，任何体位均可发生晕厥，缺血严重时可伴有四肢抽搐、大小便失禁。这是最严重、最危险的一种情况。

（三）脑血管疾病

这种情况多为突然发生的脑干供血不足所致，因脑干网状结构上行激活系统缺血而不能维持正常的意识状态，应称为短暂性脑（后循环）缺血发作。

（四）癔症发作

发病前常有明显的精神刺激因素，以突然昏倒、不省人事、四肢厥冷为主要症状。

（五）其他病因

晕厥也可见于低血糖、重度贫血及过度换气者（常在大哭中发生）。晕血者、晕针者等也可发生晕厥。

晕厥应与休克相鉴别，这是病人及其家属最关心的问题！但是查找晕厥的原因是一个系统的、复杂的专业任务，就交给医院来完成。但是病人和在场的人，要尽量回忆发病时的情况、可能的诱因，病人发病前几小时吃的饭，近几天病人是否过度劳累，意识丧失持续的大概时间有多长，病人晕倒后有无抽搐、牙关紧闭，以及病人有无慢性疾病，病人的服药史等，尽可能详细地将这些信息提供给医生，有利于医生找到晕厥的病因。

## 二、临床表现

（一）发作前期

病人有明显的自主神经症状，表现为头晕、面色苍白、出汗、恶心、视物模糊、耳鸣、全身无力等。

（二）发作期

病人眼前发黑、眩晕加重、意识模糊，站立不稳甚至倒地，可伴血压下降、瞳孔散大、尿失禁等。

（三）恢复期

病人意识转清，仍可有面色苍白、周身无力等，无后遗症。

## 三、急救要点

如果有人突然晕倒，意识丧失，一定会引起家人和周围人的慌乱。遇到这种情况，我们可以按照下面的方法进行施救：

（一）拨打 120 急救电话

将病人就地放平，在自己无法判断是晕厥还是休克的情况下，拨打

120急救电话帮忙。如果病人不存在过敏、癫痫的情况，病人呼吸、心搏没有明显变化，一般考虑晕厥。如果心搏、呼吸停止则要进行心肺复苏。

（二）体位

将病人置于头低平躺姿势，松开病人的腰带、领口，维持环境空气通畅，注意保暖。可以抬高病人下肢，也可交替抬高病人上肢，促进病人血液回流心脏和大脑。

（三）施救

在病人头低脚高的情况下，目击者可以从病人的下肢开始慢慢地向上进行按摩，促使病人血液流向脑部。同时，可用手按压或用针扎病人的合谷或人中穴位，通过疼痛刺激使病人清醒。

晕厥病人清醒后不要急于让病人起床，以避免再次晕厥。

晕厥病人完全苏醒后可以给病人喝糖水、茶水等。

原因不明、症状重的病人立即送往医院救治。

## 四、预防

我们了解了晕厥的常见原因后，可以结合自己的身体情况进行预防。

（一）针对自身情况预防

1.身体虚弱者，应加强体育锻炼，增强身体素质。

2.低位姿势不要过久，不要突然快速起立。

3.不憋尿，及时治疗咳嗽。

4.精神过度紧张者，进行心理疏导，加强家人陪护；控制情绪，不大哭、过度悲伤、劳累等。

（二）积极治疗原发病

1.疼痛敏感者积极治疗原发疾病。

2.有心脑血管疾病者，应进行治疗和预防，禁止从事高危作业，避免情绪激动。

3.糖尿病病人使用胰岛素一定要按医生指导的剂量规范使用，防止发生低血糖。

4.对有癔症发作史或有歇斯底里个性和行为的人一定要加强心理疏导。

## 第四节　癫痫

癫痫（见图65）即俗称的羊角风或羊痫风，是大脑神经元突发性异常放电导致短暂的大脑功能障碍的一种慢性疾病。

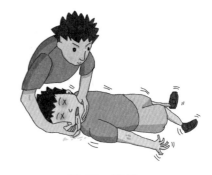

图65　癫痫

### 一、病因

这样说吧，大家见过电缆吧？电缆里有很多相互绝缘的导线，导线因为绝缘层出现问题，在特定条件下（如漏水、电压高）出现漏电现象而引发一些不良后果。当然癫痫发病机理比这个要复杂得多。

### 一、临床表现

癫痫的分类很多，发作的表现也不相同，这里不进行过多的表述，仅就典型的常见的临床表现叙述如下：

（一）先兆症状

多数病人无任何发病的先兆，但是也有部分病人有发病的先兆，病人有时自己知道。常见的先兆症状有头痛、头昏、全身乏力，个别病人有幻听、幻视，或心慌、心悸、恐惧及难以形容的不舒服的感觉。

（二）普通癫痫发作表现

病人有癫痫病史。癫痫发作时，病人突然失去意识、跌倒，此时病人会尖叫一声，全身抽搐，抽搐的时间一般为 10 ~ 20 秒。剧烈的阵挛抽搐之后，可以观察到病人口腔分泌物增多（口吐白沫）。个别病人有牙关紧闭，甚至呼吸暂停。之后病人慢慢恢复正常。整个过程5 ~ 15分钟。个别病人大小便失禁。病人发作后，往往感觉疲乏，想睡觉，头痛，肌肉酸痛。

（三）弥漫性器质性脑损害的癫痫发作表现

弥漫性器质性脑损害的癫痫病人（儿童多见）可以出现强烈持续的躯体收缩，肌肉僵直，使肢体和躯体固定在一定的紧张姿势，即角弓反张，持续时间十余秒，最长不超过 1 分钟。

（四）其他癫痫发作表现

临床上，癫痫发作的类型还有很多，但相对少见，症状不典型，专业人员也很难分清，这里不再赘述。

## 三、急救要点

（一）帮助病人平躺

遇到病人癫痫发作后，要快速观察周围环境，在没有时间将病人移动到床上，周围环境没有危险的情况下，可以帮助病人顺势平躺。

（二）使病人保持呼吸道通畅

迅速解开病人领口，使病人头转向一侧，防止呕吐物和分泌物倒吸入肺中。

（三）用毛巾垫在病人牙齿间

如果病人有牙关紧闭的情况，可以用毛巾等物垫在病人牙齿间，防止病人意外咬伤舌头。

癫痫发作的时间较短，来不及拨打 120 急救电话或送医院急救，但以下情况需要去医院诊疗：一次发作持续意识丧失，抽搐时间超过 5 分钟，或发作时间比以往时间长得多；一次发作后，没有多长时间再次发作；特殊情况下的发作，如怀孕、糖尿病、感冒发热等；发作后受伤。

（四）急救时禁止采取以下操作

1. 强行按压病人四肢：遇到病人抽搐发作时，不要强制性按压病人四肢，过分用力可造成病人骨折和肌肉拉伤，增加病人的痛苦。可以帮忙把他周围的危险物品移开。

2. 掐病人人中穴：癫痫发作时，是否刺激人中，存在较大争议。一般建议不要掐病人人中穴，因为掐病人人中穴时会加重病人呼吸困难，甚至导致病人窒息。

3. 给病人灌药、喝水。

## 四、预防

（一）定期复查，按时服药

癫痫病人要定期去医院复查，按照大夫的要求按时服用药物。

（二）养成良好的生活习惯

癫痫病人平时生活要规律，按时休息，保证充足睡眠，避免熬夜、疲劳等，避免长时间看电视、玩手机等。

（三）避免诱发因素

有些癫痫病人基本了解自己诱发癫痫发作的因素，应尽量避免这些因素的诱发。如一些人睡眠不足时或疲劳时多发，就要尽量保障自己的睡眠。有些妇女在月经期甚至是孕期多发，即使不能避开，也要在此期间万分小心，不到危险的地方，不干危险的工作等。

有些刺激性食品、饮料可能诱发癫痫发作，要尽量避免食用，如酒、咖啡、可乐及特别辛辣的食品。

有些药物也可以诱发癫痫发作，如麻黄素、青霉素、奎诺酮类药物等，非必要不要使用。

## ■ 第五节　鼻出血

鼻出血（见图66）是常见的临床急诊症状之一。引起鼻出血的原因多种多样，有局部性疾病引起者，也有全身性疾病引起者。鼻出血的量有多有少，多的可以引起休克，少的仅鼻涕中带有血丝。

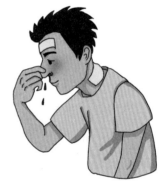

图66　鼻出血

### 一、病因

引起鼻出血的局部性疾病有：鼻部机械性损伤、鼻中隔偏曲、鼻部炎症、鼻腔有异物、鼻腔肿瘤等。

引起鼻出血的全身性疾病有：①出血性疾病，如维生素 C 缺乏症、紫癜；②血液性疾病，如血小板减少症；③凝血因子障碍性疾病，如血友病等；④心血管系统疾病，如高血压、动脉硬化；⑤各种原因导致的上腔静脉高压，这些病人的鼻腔及鼻咽静脉常怒张充血，在剧烈咳嗽或鼻腔轻微外伤时可致血管破裂出血。

## 二、临床表现

（一）鼻出血量

鼻出血量有多有少，少的仅仅数滴，或涕中带血；多的可达几十毫升，甚至几百毫升，严重者可致休克。

（二）鼻出血部位

多数鼻出血病人为单侧鼻孔出血，个别病人为双侧鼻孔出血。

年轻人鼻出血部位多在鼻中隔前下部；老年人与高血压、动脉硬化有关，鼻出血部位多见于鼻腔后部。与高血压和动脉硬化有关的鼻出血，血液常流入咽部，从口中吐出，止血较难，相对比较凶险。

## 三、急救要点

（一）避免情绪波动

鼻出血，特别是鼻出血的量较大时，病情较为紧急，病人及其家属较为紧张。正确的做法是病人要尽量冷静下来，避免情绪波动造成血压升高，加剧出血。

（二）指压法

如果考虑是前鼻孔出血，可用手指捏紧双侧鼻翼或将出血侧鼻翼压向鼻中隔 10 ~ 15 分钟，同时冷敷前额和后颈部。

（三）填塞法

医院处理时，常用凡士林纱条填塞鼻腔止血；家庭一般没有凡士林纱条，可以用干净的棉布条，蘸少量的食用油填塞。

具体方法是：棉布剪成宽 1 厘米左右的布条，滴几滴食用油在布条上，油不要太多，用镊子把浸了油的布条塞入鼻腔，尽量深，还要塞紧。

注意把布的一头留在鼻孔外，填几块布，留几个布头，方便以后取出。填塞后没有血从口腔吐出即可。

常见的错误操作方法是把卫生纸塞入鼻腔。这种方法不仅止血效果不好，而且为以后医院的后续处理带来了麻烦，因为有可能把部分卫生纸残留在鼻腔内，清理起来较困难，增加感染的机会。

（四）送医院处理

经过上述简单处理后，鼻出血就会终止或有所缓解，这时候应及时到医院检查或处理，特别是较大的鼻出血或反复的鼻出血，一定要查清出血的原因。

## 四、预防

（一）纠正挖鼻孔等不良习惯

纠正挖鼻、揉鼻、好奇放置异物等易导致鼻黏膜损伤的不良习惯。

（二）多喝水，保持室内空气湿度

经常鼻出血且医院检查没有发现出血原因的病人，鼻黏膜干燥往往是出血的诱因，因此这些病人平时要多喝水，保持室内空气湿度。

（三）保持大便通畅，治疗原发疾病

保持大便通畅，治疗高血压、气管炎等疾病可以减少老年人鼻出血的风险。

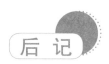

# 后 记

　　我是山西省万荣县中医医院业务副院长，长期从事外科、急诊急救及临床管理工作，积累了较为丰富的临床经验。在繁忙的工作之余，我挤出时间，创建了"万荣中医科普"公众号，进行中医科普宣传，以满足社会对中医知识的需求。目前，"万荣中医科普"公众号已经拥有了大量读者，我写的许多医学科普文章常常得到广大省内外读者的好评。

　　公众号文章《洋辣子蜇伤》发表后，曾引起广大粉丝热议，广大农民朋友咨询不断。而在这之前，我曾给全县乡村基层医生传授过相关医学科普知识，其中《农村急救实用知识》《小儿气管异物急救》等文章得到广大听众的良好的反响，于是我便产生了编写一本有关院前急救知识小册子的想法。在临床工作中，我常常能碰到一些不正确的院前处置，这些不正确的院前处置不仅给病人增加了痛苦，而且危及了病人的生命，这更坚定了我编写本书的愿望。

　　在本书的编写过程中，我院党支部书记、院长陈俊青同志及全院医务人员给予我鼎力支持和热情帮助，大家献计献策，为我提供安静的书写环境，提供信息支持和相关资料，协助我拍摄照片，使我顺利完成了本书的编写工作。本书付梓之时，感恩之心溢于言表，在此一并表示感谢！

　　在广大非医务人员中普及院前急救知识，提升广大非医务人员自救、互救的能力，提高广大非医务人员的健康意识，是本书之所愿。

陈凯荣

## 图书在版编目（CIP）数据

院前急救普及读物 / 陈凯荣编著.—太原：山西科学技术
出版社，2022.3
　　ISBN 978-7-5377-6162-8

　　Ⅰ．①院… Ⅱ．①陈… Ⅲ．①急救—普及读物
Ⅳ.①R459.7-49

中国版本图书馆CIP数据核字（2022）第022015号

## 院前急救普及读物
YUAN QIAN JIJIU PUJI DUWU

| | | |
|---|---|---|
| 出　版　人 | 阎文凯 | |
| 编　　　著 | 陈凯荣 | |
| 策　　　划 | 张延河 | |
| 责 任 编 辑 | 张延河 | |
| 封 面 设 计 | 杨宇光 | |

出 版 发 行　山西出版传媒集团・山西科学技术出版社
　　　　　　　地址：太原市建设南路21号　邮编：030012
编辑部电话　0351-4922135　49922072
发行部电话　0351-4922121
经　　　销　各地新华书店
印　　　刷　山西苍龙印业有限公司
网　　　址　www.sxkxjscbs.com
微　　　信　sxkjcbs

开　　　本　787毫米×1092毫米　1/16
印　　　张　6.5
字　　　数　90千字
版　　　次　2022年3月第1版
印　　　次　2022年3月山西第1次印刷

书　　　号　ISBN 978-7-5377-6162-8
定　　　价　35.00元

本社常年法律顾问：王葆科
如发现印、装质量问题，影响阅读，请与发行部联系调换